日本調理科学会 監修　クッカリーサイエンス 006

科学でひらく ゴマの世界

元静岡大学教授
日本ゴマ科学会会長
福田　靖子 著

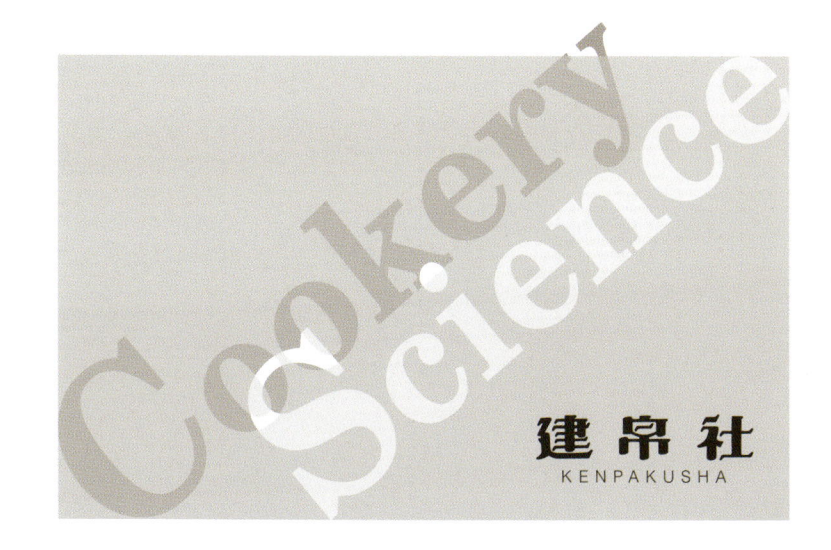

建帛社
KENPAKUSHA

加熱時間

	5分	10分	15分	20分	30分	40分
170℃						
200℃						未焙煎
230℃						

加熱温度

- オーブンを使い、170℃、200℃、230℃で加熱したもの。
- 230℃のような高温ではすぐに焦げて、焦げ臭と苦味が出る。
- 170℃で15分間炒ったゴマが、色・におい・味ともに高い評価であった。

写真1　ゴマの炒り条件（温度と時間）とおいしさの評価

（写真提供：武田珠美徳島文理大学教授）

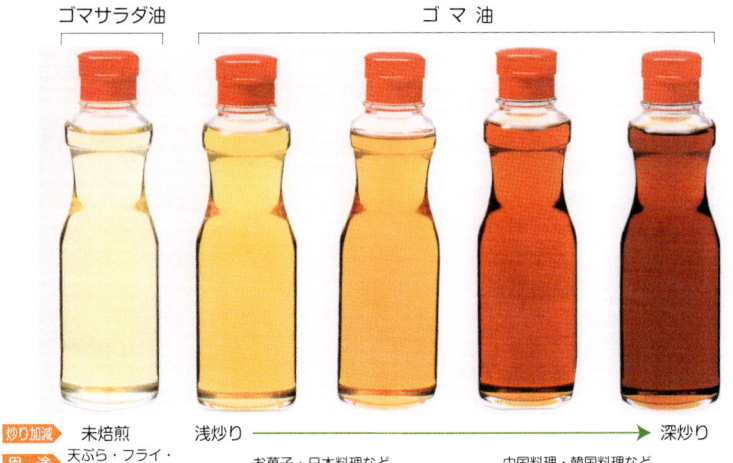

炒り加減　未焙煎　　浅炒り　　　　　　　　　　　　　深炒り
用途　天ぷら・フライ・　お菓子・日本料理など　　中国料理・韓国料理など
　　　ドレッシングなど

ゴマサラダ油　　ゴマ油

- 通常「ゴマ油」と呼ばれる食用油は焙煎後に搾油したもので，炒りが深いほど香りが強くなる。
- 焙煎せずに搾油し精製した油（ゴマサラダ油。太白油ともいう）は，透明でゴマの香味はあまりないが，ゴマ特有の旨味は有する。

写真2　ゴマの炒り加減によるゴマ油の色の違い

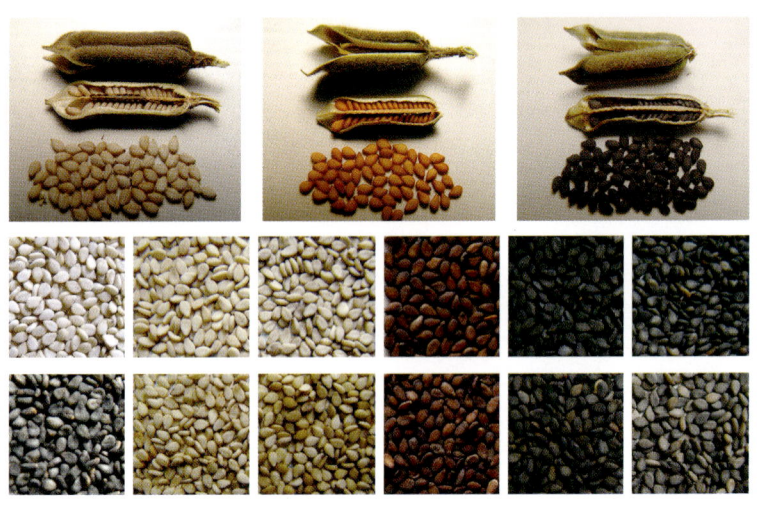

写真3　いろいろなゴマの種子

（写真提供：独立行政法人　農業・食品産業技術総合研究機構　作物研究所）

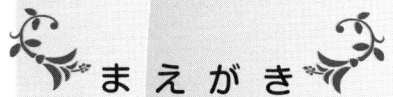

サイエンスの目で覗いたゴマの世界は無限大!

　ゴマはコメやお茶と同じように,日本人には慣れ親しんだ食品であり,ゴマの炒った香りをほかの食品と間違える人もいないだろう。それほど,ゴマは日本人に親しまれ,可愛がられている。

　クッカリーサイエンス,調理科学は,調理に関わるさまざまな現象や問題を科学的に調べて,その中から法則性を見出して,調理のサイエンスを構築することである。

　このような学会のクッカリーサイエンスシリーズに,「ゴマ」というマイナーな食材について執筆することに,多少の戸惑いもあった。その理由は,ゴマの調理科学的研究は他の食材に比べて少ないこと,筆者の研究がゴマリグナンという特殊な成分に基盤を置いていたからである。

　しかし,学際的領域を網羅している調理科学の特性を考え,マイナーではあるが,ゴマという特徴ある食材をさまざまな角度からみることにより,調理科学に役立つかも知れないと思い直して,執筆することとした。

　ゴマは作物としても,食品としても主要なものではない。しかし,人類の農耕文化発祥時からの作物で,6000年以上のゴマの歴史とその食文化は人類の歴史とも重なるほどである。

　そして,ゴマは「久しく服すれば,軽身不老となる」など健康増進の薬効ある食材として一目置かれ,伝承されて今日に至って

いる。食品としては，炒るという最も簡単な調理で，"ゴマ化す"ほどの食品に変わったり，炒ったゴマから搾るゴマ油は，料理人の手放せない油にもなっている。

このような背景のあるゴマという食材やゴマ油のもつ健康機能の科学的研究が学会誌に登場したのは，たかだか25年ほど前であり，研究の歴史も浅い。

伝承にすぎなかった"ゴマの抗老化作用"の要因について，抗酸化という視点からの精力的な研究によって，セサミノールなどゴマ特有のゴマリグナン類の存在が明らかになった。そして，わが国の栄養学の研究者によるセサミノールなどゴマリグナンの健康機能の研究が精力的に行われて，健康増進効果を実証する新しい知見が次々と学会誌に発表されてきた。

本書では，健康増進機能や調理加工，食文化などの各分野の先生方の研究成果を引用させていただきながら，「ゴマ」というマイナーな食材に秘められた魅力に迫ってみることとした。

遥か昔の歴史からゴマを紐解いてみると，太古の人類とも出会い，『アラビアンナイト』の"開けゴマ！"などゴマと人とのロマンにもわくわくするだろう。

なぜ，ゴマが古来からずっと世界中の人々に体によい魅力ある食品として，可愛がられ続けているのだろうか，その謎をサイエンスのパワーで解いてみることにする。

最後に，ご助言，ご指導いただきましたクッカリーサイエンス編集委員の先生方，特に，詳細にわたりご指導いただきました的場輝佳先生に深謝いたします。

2013年1月

福 田 靖 子

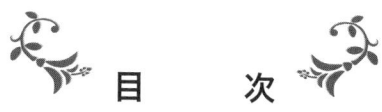

目　　次

第1章 ロマンを秘めたゴマの遥かなる旅　1

1 アフリカサバンナ生まれのゴマは3000年も前に日本へ？ …………… 2
1．ゴマは人類の農耕文化発祥の地で産声をあげた　*2*
2．アフリカサバンナから東へ東へと伝播したゴマの旅　*3*
3．エジプト，メソポタミア，エーゲ文明に育まれたゴマ　*5*
4．インダス文明でも重要な作物のゴマ　*6*
5．シルクロードとゴマの道　*8*
6．東アジアまでも旅してきたゴマ　*10*

2 世界へ広がったゴマ食文化 …………16
1．アフリカから西アジアは白ゴマペースト食文化　*16*
2．東アジアはゴマの炒り加減が創る白ゴマ，黒ゴマ食文化　*19*
3．ゴマのもつ不思議な力は人から人へ　*19*

3 古代伝統医学の重要な薬材「ゴマ」 ……21
1．インドのアーユルヴェーダと薬用ゴマ油　*22*

2．中医学と黒ゴマ　*24*

　　3．日本最古の医学書
　　　『医心方』にもゴマ　*27*

第2章　期待される健康増進パワー
―小さな粒の大きなゴマパワーを読み解く　29

1　ゴマの栄養・健康機能 ……………30
　　1．食品の3つの機能とは　*30*

2　栄養機能からみたゴマ ……………33
　　1．ゴマの脂質（油）　*34*
　　2．ゴマのたんぱく質と炭水化物　*34*
　　3．ゴマのビタミン　*36*
　　4．ゴマのミネラル　*36*
　　5．ゴマのリグナン　*38*

3　ゴマの健康機能 ……………………38
　　1．栄養不足，栄養過剰，
　　　そして生活習慣病へ　*38*
　　2．生活習慣病の引き金
　　　「活性酸素」とは　*39*
　　3．活性酸素の害を防ぐゴマの妙薬
　　　「ゴマリグナン」　*40*
　　4．健康食品「ゴマ」の評価は？　*49*
　　5．黒ゴマは白ゴマより体にいい？　*51*
　　6．料理の脇役，ゴマを
　　　上手に使って健康増進　*51*

第3章 ゴマリグナン
―調理や加工でも抗酸化力を発揮　　55

1　ゴマリグナンと調理 …………………56

1. 熱や酢にも強いリグナン
「セサミン」と「セサミノール」　*56*

2. 炒っただけで強い抗酸化成分，
セサモールに分解するリグナン
「セサモリン」　*57*

3. 焙煎ゴマ油はフライ中に抗酸化成分
（セサモール）が出て，抗酸化力が
アップする不思議な油　*57*

4. セサムフラワー（脱脂ゴマ粉）の
微生物分解で出てくる
抗酸化リグナン　*58*

5. 発芽ゴマで激減するリグナンと
増えるリグナン　*59*

6. ゴマリグナンを測って，
ゴマ入り食品中のゴマ量を調べる　*60*

7. 高リグナンゴマ品種の研究は
日本がリード　*61*

第4章 ごまかすほどおいしくなるゴマの扉
―炒り加減とすり加減が創り出す世界　　63

1　サイエンスで紐解く"炒る"に
こだわるゴマ調理 …………………64

1. "炒る"へのこだわりの
      クッカリーサイエンス　*64*
   2. 炒りゴマの命は炒り加減　*65*
   3. 炒りゴマのおいしさ　*67*
  2　すり加減でコクから油っぽさへ ········71
   1. すりゴマのおいしさ　*71*
   2. すりゴマからペーストゴマへ　*71*
  3　白ゴマ・黒ゴマ・金ゴマとおいしさ ···74

第5章　3つのパワーを秘めたゴマ油
―抜群の抗酸化力・女王のような品格・健康増進機能　　77

 1　調理とゴマ油 ·····························78
 2　抜群の抗酸化力にも
　　ゴマリグナンの力 ·····················79
   1. 焙煎ゴマ油とゴマサラダ油の
      抜群の抗酸化力　*79*
   2. リグナンが抗酸化リグナンへ変わる
      ゴマ油の製造工程　*81*
   3. ゴマ油の抗酸化力は抗酸化リグナンと
      ビタミンE　*83*
   4. ゴマ油とナッツ系油の酸化安定性　*84*
 3　ゴマ油の健康機能も
　　ゴマリグナンが主役 ···················85
 4　腰が強く，さし油で生き返る
　　不思議な焙煎ゴマ油 ···················86

5　油酔いしないゴマ油は
　　　　天ぷら料理店で大人気 …………90
　　6　女王のような品格のゴマ油 ………91
　　　1．ゴマ油は万能のテーブルオイル　*91*
　　　2．料理研究家が熟知している
　　　　　ゴマ油の品格　*92*
　　　3．ゴマの炒り加減が創り出す
　　　　　焙煎ゴマ油の無限の世界　*92*
　　　4．家庭の常備油ベスト3の
　　　　　第1位はなんとゴマ油　*94*

第6章　料理研究の扉
―料理人の感性でみるゴマ　　　　　　　　97

　1　調査からみえてきたゴマ油の姿 ………98
　　1．ゴマ油に太鼓判の老舗天ぷら屋　*98*
　　2．江戸の料理人はゴマ油にこだわる　*101*
　2　料理人の研ぎ澄まされた感性が語る
　　　ゴマとゴマ油の姿 …………………… 102
　　1．料理人が感じ取るゴマ油の顔　*102*
　　2．素材の持ち味，料理の味わいと
　　　　ゴマ・ゴマ油　*103*

第7章　ゴマはどこから輸入するの？
―世界のゴマ事情と
日本人のゴマへのこだわり　　　　　　　105

　1　輸入ゴマにたよる日本の食卓 ……… 106

2　国産ゴマはどうなったの？ ………… 110

第8章　まだまだ開くゴマの扉
―新たな食品開発を目指して　113

　1　これまでの研究をベースに新展開 … 114
　　1．ゴマ研究は日本から広まった　*114*
　　2．炒りゴマ，すりゴマ，
　　　　そしてペーストゴマ　*116*
　　3．脇役食材から主役食材へ　*117*
　　4．発芽ゴマ，ゴマ植物，
　　　　収穫後の植物殻の利活用　*119*

第9章　ゴマは心を育む食育の種子（タネ）
―種まきからすり鉢料理まで　121

　1　食育教材としてのゴマ ……………… 122
　　1．ゴマの食育教材の試み　*123*
　　2．世代間交流の食材ツール　*125*

参考文献 ………………………………………… 126
索　引 …………………………………………… 131

第1章
ロマンを秘めたゴマの遥かなる旅

ellu **sésamo**
кунжу́т 참깨
Sesamum indicum
芝麻 *sesame*
ajonjoli 胡麻
sesamae **tila**
sumsum

1 アフリカサバンナ生まれのゴマは3000年も前に日本へ？

6000年も人類とともに歩んでいるゴマの魔力

1．ゴマは人類の農耕文化発祥の地で産声をあげた

　狩猟採取時代に，人類は，動物を射止めたり，植物の葉や実や根などを採って生きる糧としていたが，そのうち，一歩踏み出し，実（ミ）や種子（タネ）を保存し，まいて収穫するという"農耕"を始めた。

　驚いたことに，今，私たちが食卓で何気なく振りかけている**ゴマ**も最古の農耕文化産物のひとつだった。

　中尾の農業起源論によると，**人類最古の農耕文化**は，世界の４つの地域，**アフリカサバンナ（雑穀，ウリ類，ゴマ）**，地中海（ムギ類），東南アジア（イモ類），南米（トウモロコシなど）で別々に発祥していたようである。

　ゴマの起源は，小林の栽培植物学研究から，大半の野生種や栽培種が分布しているアフリカサバンナ植生帯が有力である（図１-１）。特にサハラ砂漠南のニジェール河流域，ベネ（現在のナイジェリア）では栽培が盛んだった。当地では，今でもゴマはベネシードである（小林）。

　この地域では，6000年以上前から雑穀（ヒエ，モロコシ），豆類（ササゲ）やウリ類（ヒョウタン，スイカ），果菜類（ナス，オクラ）など高温・高日照を好む夏作物の**原始的栽培**が始まって

いた。そこへゴマも仲間入りしたようだ。

　雑穀や豆はでんぷんが多いし，ウリ類は単糖・オリゴ糖が多く，味はどれも淡白である。一方，ゴマは脂質が多いので，淡白な味の雑穀や豆にコク味（濃厚さ，おいしさ）を加える貴重な存在であったのだろう。

　この地域には，ゴマと肩を並べる油糧作物はなく，アフリカから西アジアそして東アジアの中国，韓国，日本にまで到達した油糧作物は，ゴマだけであった。

　ゴマは，旱魃にも強く，栽培が容易で，4か月足らずで収穫できることや，貯蔵性が高く，持ち運びが容易であるなどの特徴をもっている。その種子はすりつぶせば油がにじみ出てくる。しかもその油は，酸化に強く灼熱の太陽から肌を守る薬用油として，また夜の闇を照らす灯用など多様な用途に使われた。

　このような特徴をもったゴマは，人から人へ手渡され，瞬く間に四大古代文明の地で利用され，さらに日本へと伝播した（図1-1）。

2．アフリカサバンナから東へ東へと伝播したゴマの旅

　サバンナ農耕文化で誕生したゴマは貴重な**油糧作物**となって，各地域で栽培が奨励されながら，2つの道で世界に広まったと小林は『ゴマの来た道』で語っている。

　ひとつは，熱帯型ゴマで，エジプトから紅海を経て，インド洋を東へ東へと伝わり，南インド，スリランカ，インドシナ半島，東南アジアの島々，オーストラリアへと伝播した。このゴ

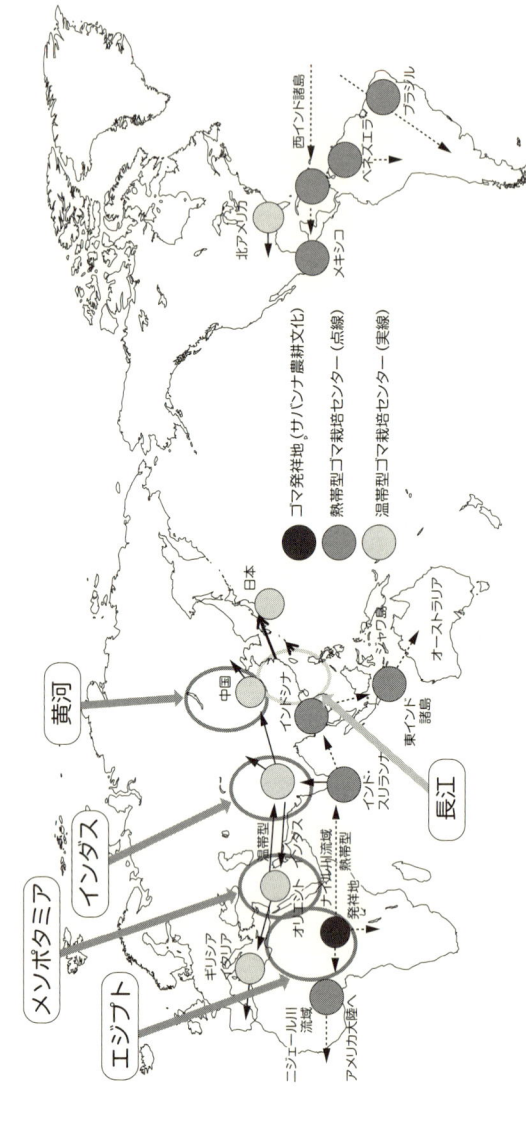

図 1-1 古代文明とゴマの発祥地・伝播経路
(小林貞作：ゴマの来た道, 岩波書店, 1986 に加筆)

4　第1章　ロマンを秘めたゴマの遥かなる旅

マは、のちにアフリカの奴隷とともにアメリカへも渡った。

　もうひとつは、エジプトやエーゲ、メソポタミア文明の地で、温帯にも適応する温帯型に変異を遂げた。この変異によって、ユーラシア大陸各地での栽培が容易となり、北インド、中国、朝鮮そして日本にまでも到達した（図1-1）。

　その伝播におけるゴマと人との関わりを、当時の遺跡や断片的な記録を紐解いて述べる（文献はパピルスや粘土板、石、絹布、動物の骨などに象形文字や楔形文字、甲骨文字で記されている）。

3．エジプト，メソポタミア，エーゲ文明に育まれたゴマ

　エジプトのピラミッドやその他の墳墓から、小麦と一緒にゴマが発見されていたり、ミイラの保存に酸化しにくい**セサミオイル（ゴマ油）**が使われていたことはよく知られている。それだけでなく、約3500年前のパピルス（羊皮紙）にゴマの薬効が書かれたものも発見されている。

　薬用、灯用、食用、香料、ミイラ作りなど多様な使い方ができるゴマやその油は、人々の生活を支えていた重要な作物だったといえる。かの有名なエジプトの美女王クレオパトラ（BC50年頃）が愛用した化粧用オイルも、肌にやさしく酸化に強いゴマ油だったようだ。アフリカや西アジアなど灼熱の乾燥地帯では、皮膚の保護に、べとつかない半乾性油のセサミオイルは欠かせなかったのであろう。

　当時、このように栄養価が高く、薬用効果もあり、油にも利用でき、持ち運びしやすい種子はほかになかったので、「牛1頭とゴマ1粒を交換した」といわれるほど、ゴマはとてつもな

く貴重なものであった。

　エジプト文明と同じ頃のメソポタミアやエーゲ文明でも，**ゴマは五穀**に名を連ねるほどの作物であった。祖先の祭りや体の浄(きよ)めにゴマ油は欠かせなかったし，神への捧げものにも，ゴマ酒やゴマ菓子が使われたようだ。

　エーゲ文明はギリシャ，ローマ文明へと発展するが，約3500年前の世界最古の医学書『テーベ・メディカル・パピルス』にもゴマの効用の記録がある（並木）。歴史家ヘロドトス（約2500年前）も，ゴマはメソポタミア唯一の油脂源と述べている（山崎）。

　ゴマの高い栄養性に着目して日常的にゴマを食べるよう勧めたのは，ギリシャ医学の父，ヒポクラテス（約2400年前）であった。当時のギリシャでは，ゴマワインやゴマケーキに人気が集まっていたとか。

　アッシリア王国（約2700年前；現在のイラン）の図書館跡の遺跡から発掘された楔形文字の医薬植物リストにも，ゴマの名が確認されている。この地でもゴマは貴重なタネであり，貸借の対象ともなり，銀とゴマの借款(しゃっかん)表が粘土刻板に残っているほどである（山崎）。

4．インダス文明でも重要な作物のゴマ
―薬用ゴマ油へ新展開―

　約5000年前，ヨーロッパ系アーリア人が侵入して築いたといわれるインダス文明が栄えたインダス河流域の大都市，モヘンジョダロやハラッパ（現パキスタン）の遺跡から，大量の炭

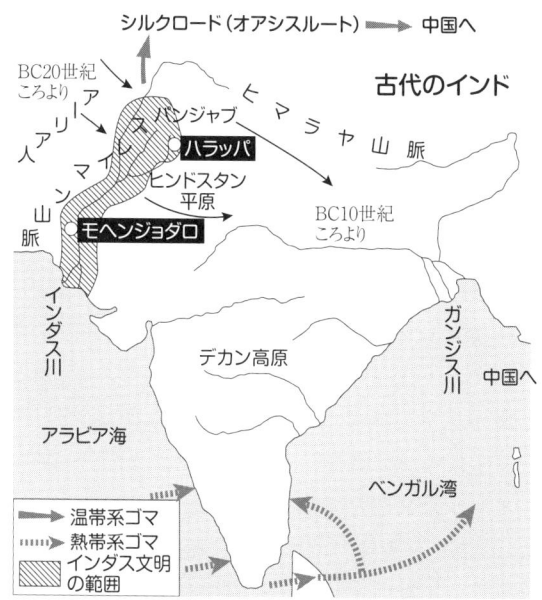

図1-2 古代インダス文明と炭化ゴマ出土都市とゴマの伝播
(三省堂編修所編:世界史年表, p.11, 三省堂, 1983を改変)

化したゴマが出土している(図1-2)。このことから,ゴマは,インダス文明の重要な作物であったことがうかがえる。

一方,アフリカのゴマや雑穀,メソポタミアのムギ類は,5000年以上前から古代インド土着のドラヴィダ人が栽培していたとされている。この農耕技術を引き継ぎ,ゴマの油と薬草を組み合わせた治療用ゴマ油にしたのはアーリア人らしい。

インドには多種の薬草や香辛植物が自生しており,さまざまな効用の薬草と生搾りゴマ油が出会い,薬草エキス入りゴマ油

が誕生したことは不思議ではない。この薬用油はアーユルヴェーダ（伝統医学）の重要な治療薬となって，現在に至るまで，健康増進に寄与している。

インダス文明のゴマは，その後，北のシルクロードを通ったり，東のガンジス河流域からインドシナ半島を経て中国へと伝播しただろう。一方，インド南部には，アフリカから海路で持ち込まれた熱帯系ゴマが栽培されていたことが，デカン高原のゴマ遺伝資源調査を行った河瀬らの報告（1993年）からわかってきた。

海路で南インド，スリランカへと伝播したゴマは，さらに，マレーシアや東インド諸島にも広まったようだ。一方，ミャンマー，タイ，ラオスなどではゴマ栽培が盛んである。特にミャンマーは，現在，世界第2位のゴマ生産国であり（第7章参照），黒ゴマも多い。また，古くからのゴマ食文化も色濃く残っている。ミャンマーのゴマ油はインドと同様，生搾り油である。

5．シルクロードとゴマの道

ゴマはシルクロードを通って，中国へと伝わったのだろうか。シルクロードを取り巻く国々は多民族で，しかも遊牧民が多く，文字による伝承や遺跡が極めて少ない。いつ頃どのような物資や文化が行き交ったかはわかりづらい。

長澤は，『シルクロード入門』で，シルクロードは，ユーラシア大陸の西から東へと通じる1本の道ではなく，**3つの幹線**（図1-3），①北のステップ地帯の道，②中央のオアシスを結ぶ道，③南の海岸をつなぐ海の路と，それらをつなぐ南北の大

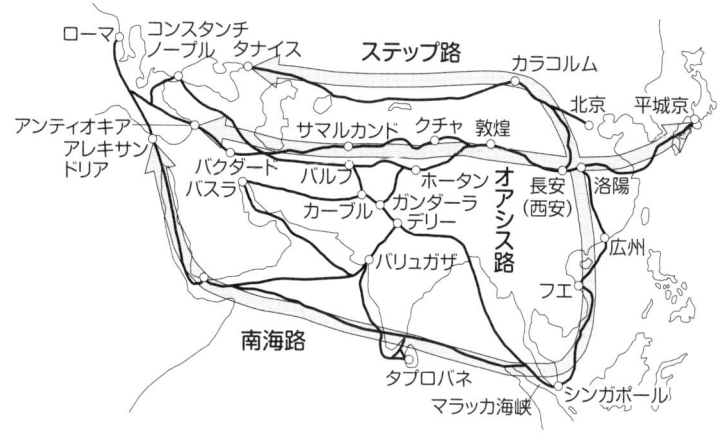

図1-3 シルクロードの3つの幹線
(長澤和俊:シルクロード入門, p.27, 東京書籍, 2005)

小いくつもの道があり、交易と文化交流が活発であったと述べている。

アフリカ大陸からユーラシア、そしてインド亜大陸、さらに東アジアへは、今日、われわれが想像する以上の速さで、西から東へ、東から西へ、北から南へ、南から北へと人や物、文化が行き交っていたようだ。

いずれにしても、東西交流産物の中にゴマがあったことは間違いない。縦横無尽のシルクロードからゴマの道は特定できないが、主には2つの幹線、オアシスを結ぶ道とインド洋を渡る南海路経由で、中国(西安)へと伝播したのだろう。

間野らの放送大学教材によると、11世紀の中央アジアでは、小麦、大麦やキビなどが栽培され、一部に搾油用にゴマも栽培

されていたとの記述がある。11世紀にはゴマが中央アジアの一部で栽培されていたことは確かであろう。マルコ・ポーロの『東方見聞録』(13世紀) によると, タジキスタン周辺の風物誌にゴマから採る油は質がよく重要だと書かれている。

筆者が以前訪れたウズベキスタンのオアシス都市, サマルカンドのバザールでは, 白も黒も茶色も混ざったものが売られていて, 混ざったものが「ゴマ」だと思っていた。サマルカンド郊外ではゴマ畑も見かけたが, パンにつける程度で, 招待された民家の料理にもゴマ料理やゴマ油はなかった。おそらく遊牧民は, 酪農製品など油脂源には事欠かなかったので, 小さなタネのゴマを油脂源にする必要はなかったのだろう。

しかし, シルクロードが, 物々交換の商品としてゴマを西から東, 東から西へ伝える大きな役割を果たしたことは間違いない。

6．東アジアまでも旅してきたゴマ
　　―中国, 韓国そして日本へ―

(1)　中国は紀元前からアジアのゴマ栽培・ゴマ食文化中心地

古代文明発祥地はエジプト, メソポタミア, インダスそして黄河流域とされ, 四大文明と呼ばれてきた。しかし, 20世紀の積極的な遺跡発掘によって, 長江流域や上海近郊の太湖南岸の良渚遺跡などから多数の炭化した黒ゴマが出土した。これらの炭素年代測定により, 約5000年前頃のものであることがわかった。良渚遺跡からはコメ以外にゴマ, ウリ, マメなど, サバンナ起源と考えられる作物も出土している (安田)。

胡麻（芝麻）は「胡の国，西域から来た麻に似た種（たね）」であり，胡麻のほかにも胡椒（コショウ），胡瓜（キュウリ），胡桃（クルミ），胡豆（エンドウ），胡葱（アサツキ）など，「胡」のつく食品が西アジアから中国へ入ってきたといわれている。

　黄河流域へは，シルクロード経由で温帯系ゴマが伝播したのだろうが，長江流域のゴマは熱帯系ゴマで，海路または東南アジア経由で中国へ伝播した可能性が高そうである（小林）。

　アフリカからメソポタミア，インダス河流域，中国へと伝播した**温帯系ゴマ**の陸路では，シルクロードの役割は大きかったであろう。当時，ゴマはエジプトから西アジア一帯，北インドで栽培されていたので，ゴマを手にした商人たちがラクダにまたがり，さまざまな道からシルクロードのオアシス幹線路に入って，中国へと伝えたと考えられる。

　一方，インダス河流域からガンジス河流域，さらにインドシナ半島から陸路で中国内陸部から長江へと伝播したようだ。そして，**熱帯型**も遅れて華南へ広まった（小林）。

　時間差はあるだろうが，西域からも東南アジアからもゴマは中国へ伝播し，栽培されていたことは確かである。牧畜を主業としない中国では，油資源としてゴマは特に重要な作物であったと考えられる。

　現在，中国華北では温帯系が，華南では熱帯系が，そして華中では改良系（中間型）が栽培されている（小林）。華中の河南省は紀元前からゴマの大産地であり，現在でも農業科学研究所に芝麻の研究部門がある。20年ほど前，筆者が日中ゴマ研究交流団として訪問した時は，ゴマの育種研究が盛んであった。

広大な中国の北から南まで，そして古代から現在まで，ゴマのように作り続けられている作物は少ないだろう。それほど中国人にとってゴマは，重要な不老長寿の食品であり，ゴマの油は中国料理に欠かすことのできない調味料でもある。

　経済的成長の著しい中国では，古くからの不老長寿食品であるゴマやゴマ油の需要が急増したため，年間生産量約60万tと世界屈指のゴマ生産量を誇り，最大の輸出国でもあったが，現在では最大の輸入国となっている。その輸入量も，日本の輸入量（年間約17万t）を大きく超えてしまった（第7章参照）。

（2）　韓国のゴマ油への強いこだわり

　韓国では，紀元前の資料や出土品は極めて少ないが，ゴマ研究者の崔（チェ）は，おそらく3000年以上前には，韓国でもゴマを栽培していただろうと述べている。

　韓国におけるゴマ油の歴史は古く，最近まで，各人がゴマを地域の専業油屋に持ち込み，その場で炒って，搾った油，つまりバージンオイルを使っていた。韓国のゴマ油は，日本や中国とは，香り，味で微妙に違う。焙煎（ばいせん）温度が高めで，色が濃く，香気も強い独特の油であり，"コソハダの味"といって大切にされており，韓国自慢の食文化の風味といえる。

　その食文化保持のため，焙煎ゴマ油には他の油を一切混ぜてはならないという厳しい法律（食品公典）もある。韓国人のゴマ油に対する強いこだわりを感じる。

　炒りゴマやすりゴマは日本と同様，家庭料理の重要な素材である。調味料と混ぜて使うゴマ汁はその代表であろう。

　焙煎ゴマ油は調味料として使うことが多いが，その香りは韓

国料理の香りでもある。黒ゴマは韓国でも**薬膳料理**の黒ゴマ粥（黒荏子粥〈フクイムジャジュク〉）に使うことが多い。コメと黒ゴマを2：1とし，水，塩だけで味をつける。病後や産後には必須の粥である。

（3） 日本で花開いた繊細なゴマ食文化

日本ではどうだったのだろうか。小林によれば，縄文晩期（約3000年前）の遺跡（埼玉県さいたま市真福寺）から炭化ゴマが出土していて，かなり古いことがわかる。

ヒョウタンは，もっと古い縄文早期（約6000年前）の鳥浜貝塚（福井県）やその他の地域でも出土している。ヒョウタンとともにゴマも日本に持ち込まれ，除々に栽培が広がったのだろうか。

中国の長江流域，良渚遺跡からは炭化したゴマだけでなく，ヒョウタンも出土している。安田の説では，長江流域の文化は福井県鳥浜や青森県三内丸山〈さんないまるやま〉へと伝わった可能性が高い。

ゴマやヒョウタンがアフリカサバンナを起源とすると，エジプトあたりから，**海のシルクロード**（図1-3）でインド洋を経て，中国まで運ばれてきたのだろう。長江で出土した黒ゴマは熱帯系だったことからもこの説が支持できる。

日本の食文化史では，ゴマは仏教伝来（538年）とともに中国からもたらされている。確かに，そのときにも伝播しただろうが，縄文末期頃から各地で少しずつ栽培されていたので，大宝律令（701年）の租庸調の調税（副物）のひとつとなり，油火として貢納されていた。当時の油火は，胡麻油，荏（エゴマ）油，麻子（アサの実）油など8種で，用途は，寺院の灯明や灯火であって，食用ではなかった（深津）。油は未精製だったが，

ゴマ油は香りのよい御灯明として信者には人気があったのではないだろうか。

一方，仏教の「葷酒山門に入るを許さず」(葷酒とは，においの強い野菜や肉と酒のこと)との戒律のために，修行僧の栄養源として大豆とゴマは必須であったと思われる。

また，ゴマは，炒ると"別人"のようになり(第4章参照)，料理を引き立てるので，上流階級で羨望の食材となり，灯明用からいち早く食用となった。

奈良時代は，唐の文化を取り入れて，貴族や仏教文化が栄えた。天平の頃の『伊豆国正税帳』(739年)にはゴマ油1升がコメ4斗5升と交換されたという記録があるほどゴマは貴重な作物であり，油であった(阿部)。当時，絢爛豪華な唐の影響は相当なもので，炒め物や**唐菓子**の揚げ物など油料理が人気であった。その油は，もちろんゴマ油であった。それは，今日でも奈良の春日大社の古代神饌の揚げ菓子の油が，ゴマ油であることからもわかる。1500年も続く伝統行事の中にゴマ油は脈々と伝承されているのである。

平安時代には，ゴマ油で炊く**油飯**が貴族の間で人気であった(『倭名類聚抄』)。食用としてのゴマやゴマ油の需要が増えたため，貢納する油もゴマ油は7合，エゴマやアサの実油は5合と差がつくようになった(『延喜式36巻』)。

日本のゴマ食文化の中には精進料理に欠かせないゴマ豆腐がある。麻腐と呼ばれ，宇治黄檗山万福寺に伝わる普茶料理の一品でもある。ゴマ豆腐やゴマ和えは修行僧の重要な栄養源でもあり，福井の永平寺などでは，今日でも，ゴマをすり，ゴマ豆

腐を作る作業は，毎日の修行の一部となっている。

　茶人，千利休（桃山時代）は，白ゴマを好んで使って，数多くのゴマ料理を創作したので，「利久仕立て」「利休（利久）ごま」とまでなった。

　一方，油については，鎌倉から室町時代に，同業組合の座に油座ができ，その元締めは京都山崎の大山崎離宮八幡宮で，油の専売権をもち，独占的売買を行っていた。

　当時の油は，灯火用のエゴマが多かったが，搾りやすいナタネの栽培が増え，搾油もテコの原理を利用した長木法へと改良されるにつれ，灯火にはナタネ油，油傘にはエゴマ油，食用にはゴマ油となって，ゴマ油は食用油として徐々に市民権を得ていった。

　江戸時代の天明（1785年）頃には江戸では屋台天ぷらが流行し，ゴマやゴマ油は庶民の食べものとなった。江戸末期頃には，屋台からお座敷天ぷら店へと変わり，文久，慶応の明治維新前には天ぷら専門の料亭にまで発展した（『料理歌仙の組糸』）。

　ゴマは日本の津々浦々まで普及したが，食べ物だけでなく，ゴマサバやゴマフアザラシなどの名前や，岡山県の備前焼きにも"胡麻焼き"がある。着物にも江戸小紋の中に，ゴマさく果の切断面を模様にした**「胡麻柄小紋」**があり，これは佐賀藩鍋島家の礼服となったものである。さらに，縞模様の中にも"胡麻縞"がある。

　このように日本人は，遠いアフリカからはるばる旅してきたゴマを大切に育て，ゴマのおいしさを追求するだけでなく，生活の品々にも「ゴマ」を使ってきた。

さらに「久しく服すれば,軽身不老となる」とのゴマの健康効果も伝承してきた。

2 世界へ広がったゴマ食文化

アフリカサバンナ生まれのゴマは,貴重な作物となって,ユーラシア大陸,インド亜大陸の国々へ伝播した。その過程で,どのような食文化と出会い,どのような食文化を創ったのだろうか。

筆者は武田と共同で,ゴマ食文化の実態を知るため,資料調査と世界へ向けての質問紙調査を行った。留学生,世界のゴマ研究者,A食品会社の海外事務所を通じての現地市民などを対象に,各国の言語に翻訳して調査を行った。

資料調査ではゴマ料理は主な食材でないため,記載例は極めて少なかった。

質問紙調査の結果をまとめ,その特徴を図1-4,図1-5に示した。西アジアと東アジアではゴマの使い方に大きな違いがあった。

1. アフリカから西アジアは白ゴマペースト食文化

西アジアや北アフリカは,弱い香りの白ゴマのペースト(**タヒーナ**という)をさまざまな料理(タヒーナソース)や菓子「ハルバ」(写真1-1)に使う食文化が広がっていた。東アジアでなじみ深い炒りゴマ,すりゴマ,焙煎ゴマ油,黒ゴマはなかっ

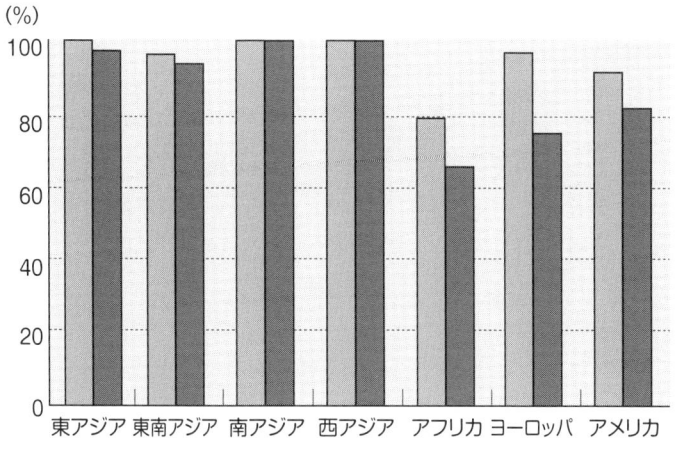

図1-4 世界におけるゴマの知名度および利用度
(福田靖子・武田珠美調査)

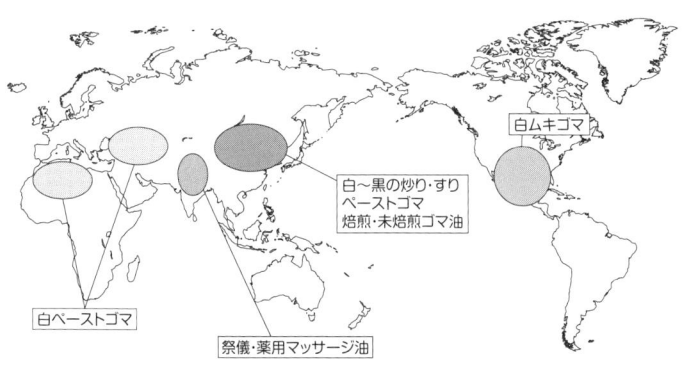

図1-5 世界のゴマ利用の特徴
(福田靖子・武田珠美:助成研究の報告3,p.25,味の素食の文化センター,1993)

2 世界へ広がったゴマ食文化

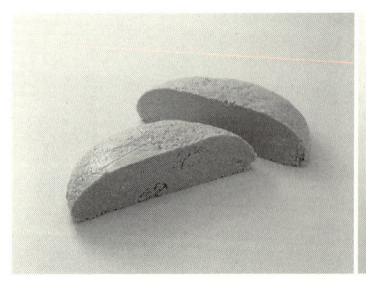
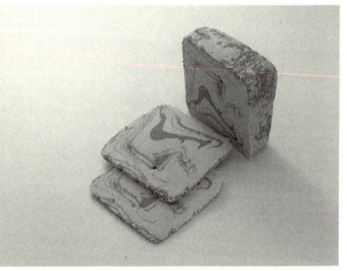

写真1-1　トルコのゴマ菓子「ハルバ」
(写真提供：社団法人 農山漁村文化協会，撮影者：小倉隆人)

た。

　アフリカから西アジアには，家畜も多く，油脂源にはバターや家畜の脂肪が簡単に使えたためであろうか，小さなゴマから搾油した道具などの遺物はみられない。

　ゴマは脂質が50％以上と多いので，水につけて皮を除き，乾燥（簡単な加熱）後，杵様のもので搗くと，簡単に油が得られたのだろう。ペースト部分は食材とし，油はスキンオイルや薬用に利用したようだ。

　この地域では皮むきゴマのため褐色で強い香りのゴマ油はみられないし，ゴマペーストの香りも弱い。

　日本人で初めてインドのアーユルヴェーダ医師資格を取得した，イナムラ・ヒロエ・シャルマ氏（大阪アーユルヴェーダ研究所所長）によれば，ゴマは，インドではアーユルヴェーダ伝統医学の薬草エキス含有薬用ゴマ油としてはもちろんのこと，貴重な食材として，年一度の祖霊祭，1月14日のマカラサンクランテに，ゴマとサトウキビで作った菓子が多くの人に振る舞わ

れ, chutney（チェットニイ）, masala（マサラ）, roti（ロティ）などとして供えて, 先祖に感謝するとのことである.

2. 東アジアはゴマの炒り加減が創る白ゴマ, 黒ゴマ食文化

ゴマは炒ると, とたんにおいしくなる。東アジアではゴマの炒り加減を巧みに利用した食文化が発展し, 強く炒ったゴマから搾った焙煎ゴマ油が食文化の基盤となっている。

ゴマの炒り加減は国によって微妙に違うので, 基本調味料油の焙煎ゴマ油の**焙煎香**も中国, 韓国, 日本では違っている。

もうひとつの特徴は, 西アジアでは主に白ゴマであったが, 東アジアや東南アジアでは, ゴマの色に関係なく, 炒って, すって, ペースト（練りゴマ, 芝麻醤〈チーマージャン〉）にして, 縦横無尽に使いこなしていることである。油についても, 炒ったゴマの焙煎ゴマ油のみであったものが, 最近では, 炒らないゴマから搾油したゴマサラダ油も使うようになった。

西アジアの白ゴマペースト食文化に比べて, 東アジアでは, ゴマの秘めた力を最大限に引き出したゴマとゴマ油の食文化が発展しているといえよう。

3. ゴマのもつ不思議な力は人から人へ

このようにゴマは, 紀元前から多くの民族と出会い, 各地域の食文化と融合したり, 物々交換品として人から人へと伝えられ, 遠くアフリカからアジアの東の果てまでやってきた不思議な食材である。そして, 小さな種子をも巧みに利用する日本人の繊細な食文化と出会い, さらに磨かれてきた。

表1-1　世界のゴマ表記

言　語	表　記
英　語	sesame, gingili, beniseed, benne
スペイン語	ajonjoli, sésamo
ラテン語	sesanum
フランス語	sesame
ドイツ語	sesam
イタリア語	sesamo
ロシア語	кунжу́т, сезам
ギリシャ語	sesame, sesamon
ヘブライ語	sumsum, semsem（旧約聖書より）
セム語	gergelin, simsim, semsem
アラビア語	semsin, simsin
サンスクリット語	til, tila, tili, tahina
ヒンズー語	til
ドラヴィダ語	ellu（南インドの少数部族）
中国語	芝麻，胡麻，脂麻
韓国語	참깨
日本語	ゴマ，胡麻

（注）エジプトでは，sesemtとして香辛料の中に名をつらねる

世界に広がったゴマを物語るように，今でも，sesame（セサミ），tahina（タヒーナ），芝麻，胡麻など世界の言語にはゴマとその由来がある（表1-1）。語源からみると，ギリシャ語のsesame系とサンスクリット語のtahina系，そして漢字の胡麻や芝麻（油麻）系が多い。

　これまで述べてきたように，少ない情報をつなぎ合わせただけでも，ゴマは紀元前から日常的に栽培され，生活に不可欠な作物であったこと，アフリカから陸路のシルクロードのみならず，海路でもインドへ，さらに，東アジアへ伝播していることがわかる。飛行機や自動車などの輸送手段はなくても，運びやすく，価値ある食品は，われわれが想像する以上に速く，人から人へと伝わったようだ。

　有名な「開けゴマ！」は，『アラビアンナイト』の「アリババと40人の盗賊」に出てくる。この言葉は，大事なゴマを忘れないようにという説や，あの小さなタネの中に不思議な力がある，開いて教えてくれという説もある。どちらにしても，古くから人々はゴマの不思議な力を感じていたのだ。

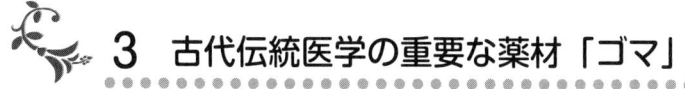

3　古代伝統医学の重要な薬材「ゴマ」

　5000年以上も前から重要な作物であったゴマをなにに使っていたか明らかにするためには，遺跡の出土品やわずかな記録物を手がかりにするしかない。当時ゴマは，食用目的というより，油を病気回復や肌を守る薬用油として，また祭儀の灯明，

夜の闇を照らす灯火用として重用されていた。

　紀元前（2500年以上前）に，伝承的医療の知識を集大成し，独自の宇宙観や身体観をもとに体系化した民族伝統医学には，**中医学**（中国医学），**ユナニ医学**（アラビア医学），**アーユルヴェーダ**（インド医学），**チベット医学**などがある。

　これら伝統医学は現在でも，各国で地域医療の一端を担っている。インドでは現在，西洋医学と**伝統医学**を柱とする医療体系となっている。日本でも代替医療のひとつとなっているものもある。このような伝統医学では，ゴマは高栄養の食べ物としても，薬用としても一目置かれていた。

　アーユルヴェーダではゴマ油に薬草濃縮液などを加えた薬用油を使い，中医学では黒ゴマを薬材として使っている。

　四大古代文明の地ではその遺跡から炭化ゴマが発掘されており，当時の王様がゴマの栽培を奨励したことも明らかにされている。このことから，生産も多く，ゴマやゴマ油が多くの人の健康増進に貢献していたことは確かだといえよう。

1．インドのアーユルヴェーダと薬用ゴマ油

　サンスクリット語で，「アーユス」は生命，「ヴェーダ」は科学や知識であり，アーユルヴェーダは**生命の科学**を意味している。ゴマ種子は「TILA（ティラ）」，ゴマ油は「TAILA（タイラ）」である。

　アーユルヴェーダは，何千年もの経験をもとに，世界で最初に病気予防や治療を理論的に体系化した医学である。現在でも，治療のひとつとして広く利用されている。この医学療法の

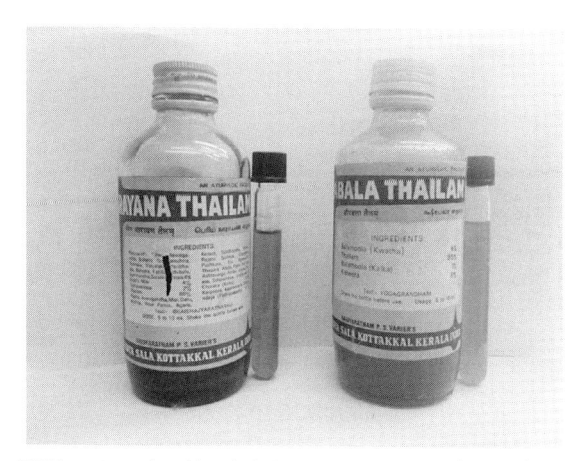

写真1-2　インドで売られているアーユルヴェーダ薬用ゴマ油（タイラ）

(1990年頃上馬場和夫医師より提供)

中に，何種類もの薬草やエキスと牛乳などをゴマ油やその他の油と混合し，さらに加熱して濃縮し，薬草を除いた薬用油が多数ある。この油は，全身または局所をオイルマッサージ（アビアンガ）する療法やシロダーラー（頭部滴油療法）に使う。

現在，インドでは約60種の薬用油を治療薬として認可している（大阪アーユルヴェーダ研究所イナムラ所長）。ほかに外用薬（口腔や鼻腔用）や民間薬の薬用油もある。写真1-2は薬用ゴマ油の一例である。

多数の薬用油から，病人の症状，体質や季節に応じて最適な油を選び，全身にアビアンガ（マッサージ）やシロダーラー（時間をかけて額にたらす）などで治療するもので，マッサージによ

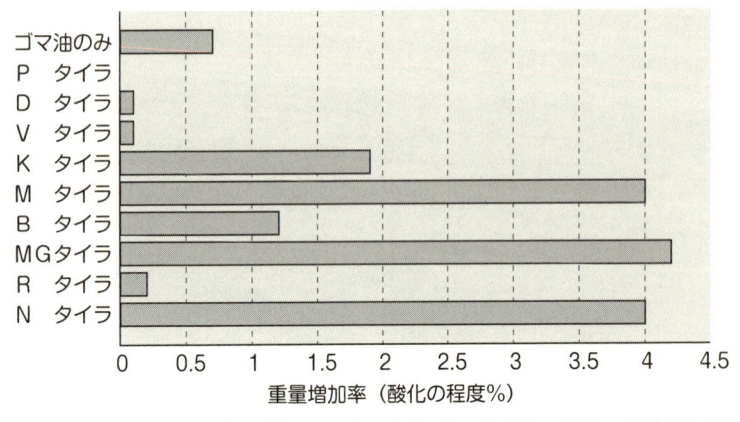

```
ゴマ油のみ  ┃▬
P  タイラ  ┃
D  タイラ  ┃▏
V  タイラ  ┃▏
K  タイラ  ┃▬▬▬▬
M  タイラ  ┃▬▬▬▬▬▬▬▬
B  タイラ  ┃▬▬▬
MGタイラ  ┃▬▬▬▬▬▬▬▬▬
R  タイラ  ┃▏
N  タイラ  ┃▬▬▬▬▬▬▬▬
         0   0.5   1   1.5   2   2.5   3   3.5   4   4.5
              重量増加率（酸化の程度％）
```

（注）アルファベットは薬用油名。タイラはゴマ油。値が低いほど，抗酸化力が強い
　　　油は，インド・ベナレス，コッタカルで入手したもの

図1-6　9種の薬用ゴマ油の抗酸化力の比較

って血行をよくし，皮膚からの薬草有効成分の吸収を促し，病気を治し体調を整えるのだろうか。

　図1-6は，インドのベナレスなどで購入した9種の薬用ゴマ油の抗酸化力を調べた結果である。ゴマ油（生搾り）のみに比べて，抗酸化力が強い油が4種と弱い油が4種あった。抗酸化力の強いPとD油にはゴマの抗酸化成分，セサモールが検出されたが，VとR油は，薬草から溶け出した抗酸化成分によって油の酸化を抑えていると思われる。

2．中医学と黒ゴマ

　中医学（中国医学）は体系化された病気治療や予防法である。その治療に用いる薬が中薬（漢薬）で，日本の漢方薬にあたる。

> 『神農本草経』
>
> 「身体が悪くて虚弱な場合、胡麻は五臓を補い、気力を増進させ、肌肉を成長させ、髄脳(骨髄や脳髄)を充実させる。久しく服用すると、軽身不老となる」

図1-7　神農本草経
(小曽戸丈夫ほか：意釈神農本草経, 築地書店, 1976)

　太古の昔，百草を試みて薬効を確かめた伝説上の人物，"神農"様が本草学の開祖といわれているが，その内容を集大成した『神農本草経』を，500年頃に陶弘景が整理し，『神農本草経注』を著している。この本はのちの本草学の原点となって，中国のみならず，韓国，日本へと伝えられている。

　この『神農本草経』に，「身体が悪くて虚弱な場合，胡麻は五臓を補い，気力を増進させ，肌肉を成長させ，髄脳(骨髄や脳髄)を充実させる。久しく服用すると，軽身不老となる」と，ゴマの効用が明確に述べられている(図1-7)。すなわち，ゴマは，内臓の機能や，病気や衰えた体を治すことができる。また，肝，心，脾，肺，腎の五臓の機能を補い，元気や体力を増し，肌を生き生きとさせ，さらに髄液や脳に作用をし，久しく服用すると身が軽くなり，老いを防止するという内容である。

コラム．漢方薬

中薬（漢方薬）は黒ゴマで，名称は胡麻子または胡麻仁。

効能は，滋養，強壮，潤乾，通便作用などの薬（出典『神農本草経』）。消風散，潤肌膏，紫雲膏等があり，効能は，皮膚の病因を発散。

この本草学の書ができたのは，学問らしきものがなかった時代である。にもかかわらず，ゴマの効用は科学や医学が発達した今日にも十分通じるものであり，人類の体験と伝承が重要な役割を果たしていることがわかる。

本草学では薬草を上薬（上品）の予防薬，中薬（中品）の常備薬，下薬（下品）の治療薬に分けている。この中でゴマは，もちろん，上薬に名をつらね，特に"巨勝"（黒ゴマ）という品種を勧めている。

葛洪の『抱朴子（ほうぼくし）』（317年頃）には，炒って粉にしたゴマを白蜜で団子にし，1日3回服用し続けると，2年で白髪が黒くなり，5年で走っている馬に追いつくことができるということも書かれている。

『飲膳正要（いんぜんせいよう）』（1330年）では，ゴマは神仙の食べ物で，これを食べるとすべての疾病を治し健康に長生きできると書かれている。李時珍（りじちん）の『本草綱目（ほんぞうこうもく）』（1596年）には『神農本草経』と同様の老化防止効果が強調されている。特に『本草綱目』は，日本，朝鮮，ベトナムなどの食物草本にも影響を与えており，その中にゴマの効用は必ず書かれている。

韓国では，李朝時代（1600年代）の，許浚（ほじゅん）編『東医宝鑑（とういほうかん）』

に，皮膚の美容，視力向上，心疾患や血管障害の除去，白髪防止，長寿などの効用が書かれていて，中国の本草学に近い。

3．日本最古の医学書『医心方』にもゴマ

日本では，仏教などとともに伝来した中医学や本草学が医療の中心となって，984年に日本最古の医学書『**医心方**(いしんほう)』が出版された。

この医学書は，医学篇と**食養篇**からなっている。その内容は，『神農本草経』をもととしながら，日本に適するよう体系化されている。食養篇30巻第1章の五穀編には，最初に胡麻の効用が記述され，次に大豆，赤豆と続いている（図1-8）。

なぜ，ゴマが特記されているのだろうか。それは，ゴマの効能は中国の『神農本草経』とほぼ同様で，老化を防ぎ，健康を増進させることが体験的にわかっていたからであろう。

『医心方』ののち700年ほど経って，日本で初めて，薬草学の書『本朝食鑑(ほんちょうしょっかん)』（人見必大）が出版された。ここでも，ゴマは，中国の本草学と同様に，老化防止，健康増進について記されている。

このようにゴマの効用は，紀元前からの伝承を引き継ぎながら，時代，時代の体験や知見も加わり，今日に至っている。歴史の一部を垣間見ただけでも，ゴマは古今東西を問わず，健康を維持し，老化を予防する薬材や食材として伝承されてきて，その伝承が否定されたことはなかった。何千年にもわたり多くの民族が体験している健康増進の伝承は，**人類の体験知**として貴重なものであろう。

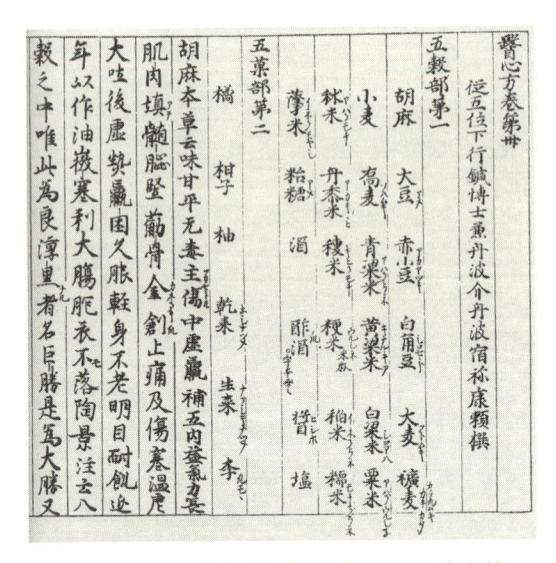

図1-8 日本最古の医学書『医心方』食養篇
(小幡一:安政版原文『医心方』食養篇, 出版研)

　しかし, ゴマに健康を増進させ, 老化を防止する作用に関する科学的研究は, ずっと行われてこなかった。
　この難問が現在の科学の力でその姿を現してきつつある。まさに, 21世紀になって, 開けゴマの扉が「ギー」と音を立てて, 開き始めたといえよう。

第2章
期待される健康増進パワー
―― 小さな粒の
大きなゴマパワーを読み解く

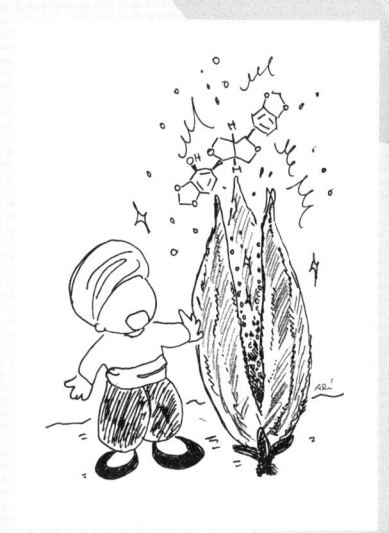

Open Sesame!
(イラスト：草木有)

1 ゴマの栄養・健康機能

医食同源の食材ゴマの力

第1章では、人類がゴマを農耕文化発祥の頃から重要な作物として育て、世界に伝え、各地にゴマ食文化を創ってきた歴史をたどり、特に、健康増進作用の伝承とゴマ油を薬材とした古代伝統医学に着目した。

本章からは、おいしく、栄養価も高く、健康増進も期待されているゴマを、サイエンスの目で覗いてみる。

1. 食品の3つの機能とは

食品には、栄養成分、おいしさの成分、健康増進成分、はたまた苦味など不味な成分も含まれる。食品として重要なのは**栄養成分**で、これを**一次機能**という。次に、**おいしさ**に関係する成分を**二次機能**、そして、栄養成分ではないが**健康増進**に関わる成分を**三次機能**という（図2-1）。

ところで、おいしく、栄養的にも健康増進にもなる食品や、食品を組み合わせた食事が健康増進に欠かせないが、ゴマはどうだろうか。小粒で目立たないが、よくみると、ゴマだけで食品の3つの機能すべてを備えているのである。

特に、二次機能の"おいしさ"は、炒って初めてゴマ香といわれるゴマ特有の香りが漂い、"ごまかす"ほどの食品に変わる。また三次機能の健康増進は、体調を整え老化を防ぐと伝承されてきたゴマの重要な機能である。

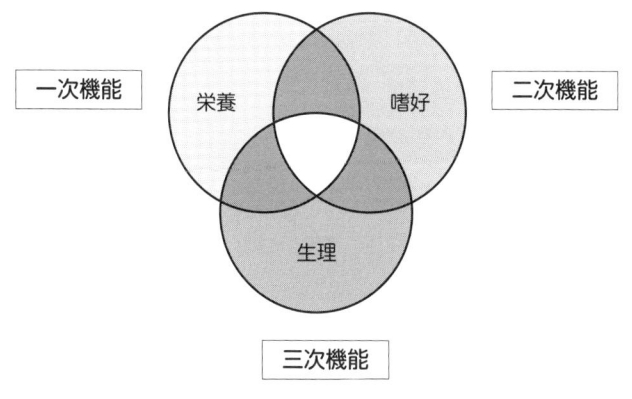

図2-1 食品の3つの機能

（ベン図：一次機能＝栄養、二次機能＝嗜好、三次機能＝生理）

　健康によいとされる食品や食材は，枚挙に暇がないほどある。しかし，なぜ健康によいのかがはっきりしていない食品も多い。かつて，ゴマもそのひとつであった。そんな中，30年ほど前，老化やがん化，**生活習慣病**の引き金となる**活性酸素**が重要な研究課題になっていた。活性酸素による酸化を防ぐ食品成分の研究は，名古屋大学農学研究科の並木満夫教授（現名誉教授）研究室で精力的に研究されていて，「ゴマはなぜ体にいいか」も研究テーマのひとつだった。

　ゴマから活性酸素（p.39参照）による酸化を防ぐ有効な成分を分離して，得られた物質の化学構造を突き止めてみると，**セサミノール，セサモリノール，ピノレジノール，ピペリトール**の4つの新しい**リグナン化合物**であった。これら4種の抗酸化効果は図2-2のように，いずれのリグナンも強い抗酸化効果を示した。

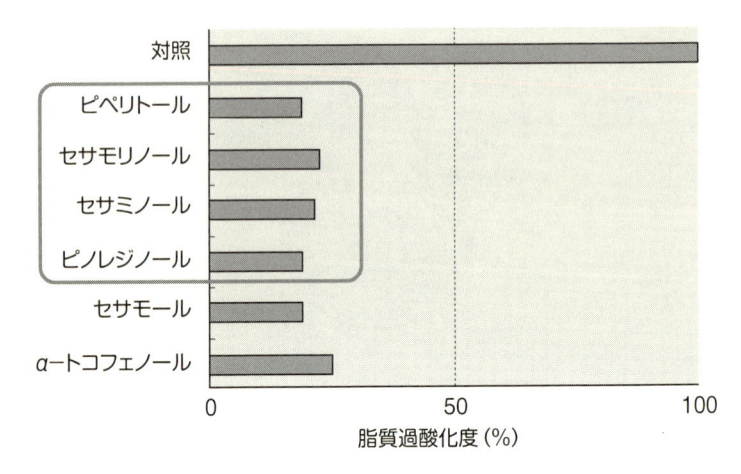

(注) □は，ゴマに含まれる新規フェノール型リグナン
新しい4種のフェノール型リグナンは，抗酸化剤（セサモールやビタミンE）と同等の抗酸化力であった

図2-2　ゴマの新しいリグナンフェノール類の抗酸化力の比較
（並木満夫ほか編：ゴマの科学，p.177，朝倉書店，1989）

　新しいリグナンについての論文を発表すると，当時のゴマリグナン研究の第一人者であったイスラエルのDr. Budowskiから「*May I congratulate you and your coworkers on the excellent work you are doing on the lignans of sesame oil!*」という称賛の手紙をいただき，このときはさすがに感激した。
　この研究がきっかけとなって，何千年も謎であった，ゴマはなぜ体によいかという科学的研究がスタートした。
　次節では，ゴマの栄養機能と健康機能を紐解いてみる。

2 栄養機能からみたゴマ

ゴマは油が多いから太る？

ゴマは高温・高日照を好む1年生草本,Pedaliaceae *Sesamum indicum*. L.ゴマ科ゴマ属の植物（図2-3）で,その種子（タネ）が食用である。ゴマの栄養はタネの子葉部分に貯えられている。食品の分類ではナッツ類と同じ**種実類**で,油を搾る**油糧種子**でもある。

ゴマの主な成分（図2-4）は,**脂質**が約50％と最も多く,次が**たんぱく質**と**炭水化物**で,それぞれ20％に近い。それに灰分（ミネラル）,ビタミン,水分が加わる。

[ゴマの花と種子の結実]

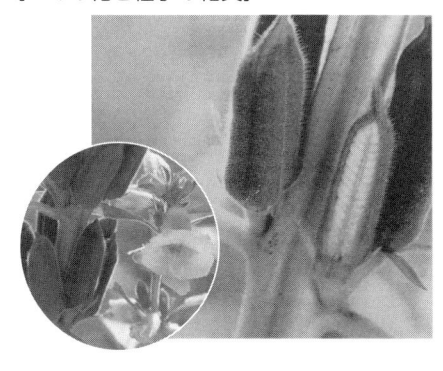

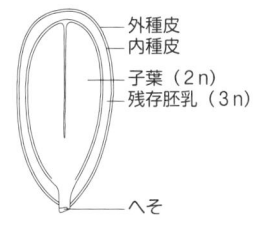

[種子の縦断面]
- 外種皮
- 内種皮
- 子葉（2n）
- 残存胚乳（3n）
- へそ

[種子を電子顕微鏡で見たようす]

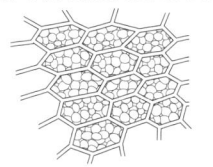

図2-3 ゴマ植物と種子の内部
（小林貞作：ゴマの来た道,p.145,岩波書店,1986）

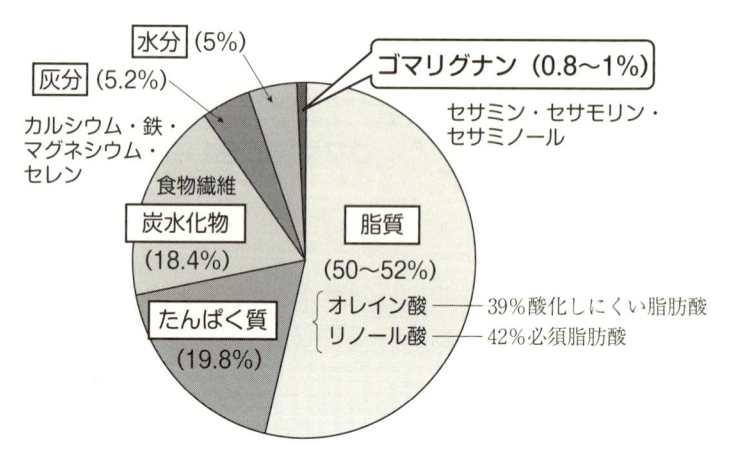

図2-4 ゴマの主な食品の成分と割合

(五訂日本食品標準成分表より作成)

- 水分 (5%)
- 灰分 (5.2%) — カルシウム・鉄・マグネシウム・セレン
- 食物繊維
- 炭水化物 (18.4%)
- たんぱく質 (19.8%)
- 脂質 (50〜52%)
  - オレイン酸 —— 39%酸化しにくい脂肪酸
  - リノール酸 —— 42%必須脂肪酸
- ゴマリグナン (0.8〜1%) — セサミン・セサモリン・セサミノール

1．ゴマの脂質（油）

　ゴマは脂質含量が52%もあり，高カロリーで要注意食品のイメージが強い。しかし，実際には，脂質を構成する脂肪酸の80%は不飽和脂肪酸のリノール酸とオレイン酸である。リノール酸は必須脂肪酸であり，細胞膜の成分として体の組織の維持や，生理活性成分に変化し，免疫力を高める働きがある。一方，オレイン酸は，血清LDLコレステロール濃度を下げ，心臓病も防ぐという研究もある。

2．ゴマのたんぱく質と炭水化物

　たんぱく質の栄養性についてみると，表2-1で示すように，

表2-1　ゴマの必須アミノ酸の特徴

(mg/g窒素)

必須アミノ酸	アミノ酸評点パターン	ゴマ(乾)	大豆(全粒,乾)	落花生(乾)	精白米	小麦粉(中力粉)
イソロイシン	180	220	290	220	240	220
ロイシン	410	400	470	400	490	430
リジン	360	170	390	210	230	140
含硫アミノ酸*	160	330	190	180	290	260
芳香族アミノ酸**	390	480	540	550	550	480
スレオニン	210	210	230	160	220	170
トリプトファン	70	98	79	58	82	63
バリン	220	290	300	260	370	250
ヒスチジン	120	160	170	150	170	140
アミノ酸スコア	100	50	100	62	65	44

＊：メチオニン＋シスチン
＊＊：フェニルアラニン＋チロシン
(五訂日本食品標準成分表)

　ゴマのアミノ酸スコアは50と低い。しかし,含流アミノ酸(メチオニン,シスチン)の含量が高いので,この含量が少ない大豆製品と混合すると,アミノ酸は補足される。日本では,昔からゴマきな粉や白和えなど,大豆と組み合わせて食べている。
　しかし,大豆たんぱく質のように,ゴマたんぱく質を分離して利用するまでには至っていない。それは,主なゴマたんぱく質(13Sグロブリン)を利用するには,10％食塩水とアルカリ(pH8)条件が水に溶かすために必要だからである。
　炭水化物では約1／2は食物繊維で,残りの糖質については

研究が進んでいない。でんぷんの定性反応（ヨード反応）からは，でんぷんはなさそうである。グルコースなどの単糖とスクロースなどの少糖類であろう。

3．ゴマのビタミン

ゴマのビタミンでは，ビタミンB群と抗酸化のビタミンE（トコフェロール）を多く含む。ビタミンEにはトコフェロール類とトコトリエノール類（極微量）があり，さらに，$α-$，$β-$，$γ-$，$δ-$に分けられる。食品中には，$α-$と$γ-$が多い。ビタミンEは抗酸化ビタミンといわれるように脂質（脂肪酸）の酸化を防止する作用があるが，体の中では$α-$が，食品や油の酸化に対しては$γ-$や$δ-$が強く，効力が同じではない。五訂日本食品標準成分表では，ビタミンE ＝（$α×1$）＋（$β×0.4$）＋（$γ×0.1$）＋（$δ×0.01$）で計算した値を基準としている。表2-2のように植物油では$γ-$が非常に多い。特にゴマ油は，この値からは，体の中の抗酸化は期待できない。しかし，山下らの研究により，ゴマリグナン（セサミン）の作用で$γ-$も体内で利用できることがわかった（p.46参照）。

4．ゴマのミネラル

ゴマには**カルシウム**，**鉄**，**マグネシウム**，**リン**，**セレン**などのミネラルが多く含まれている。

カルシウムやマグネシウム，リンは骨の形成に必要で，**骨粗しょう症予防**に必須である。マグネシウムやリンは**化骨化を促進**する。鉄は**ヘモグロビン**の成分，セレンは体内の**抗酸化酵素**

表2-2 植物油のビタミンEの組成とビタミンE含有量

食品名	トコフェロール量 (mg/100g)				ビタミンE
	α	β	γ	σ	mg/100g
オリーブ油	7.4	0.2	1.2	0.1	7.6
ゴマ油	0.4	tr	43.7	0.7	4.8
大豆油	10.4	2.0	80.9	20.8	19.5
トウモロコシ油	17.1	0.3	70.3	3.4	24.3
ナタネ油	15.2	0.3	31.8	1.0	18.5
綿実油	28.3	0.3	27.1	0.4	31.1

(注) ビタミンE＝($α×1$)＋($β×0.4$)＋($γ×0.1$)＋($σ×0.01$)
(山下かなへ：栄食誌, **62**, 155, 2009)

表2-3 ゴマ種子と皮むきゴマのミネラル量

(単位：mg/100g)

成　分	ゴマ種子	皮むきゴマ
鉄	21.9	22.0
カルシウム	1,121.0	204.0
リン	611.5	613.0
シュウ酸	1,822.0	80.0

(注) ゴマは皮をむくとカルシウムとシュウ酸が激減する
(並木満夫・小林貞作編：ゴマの科学, P.105, 朝倉書店, 1989)

(グルタチオンペルオキシダーゼ)成分やセレンたんぱくとなっている。ゴマの主なミネラルは健康増進に関わっているといえる。

　特にカルシウムは，骨粗しょう症予防でも重要なミネラルである。ゴマのカルシウムは，100g当たり1,100mgもあり，大豆の5倍にもなる。しかし，ゴマのカルシウムは種皮に多く

(表2-3)．しかもその約50%は溶けにくいカルシウム塩（シュウ酸カルシウム）となっているため，体内でカルシウムとして有効な量は，少ないようだ（石井）。

5．ゴマのリグナン

ゴマには，リグナン類が約1%含まれている。リグナンは栄養素ではないが，健康増進作用を有望視されている微量成分である。

これまでにセサミノールやセサミンなど化学構造が少しずつ違うリグナンが10種ほど見出されている。

3 ゴマの健康機能

6000年以上も人類とともに歩み，体によいといわれてきたゴマの力は，栄養機能だけではとうてい説明できない。

また，独特のゴマ香とコク味だけでもない，人類永劫の願いである健康増進機能の解明に，今日，大きな期待がかかっている（p.55参照）。

1．栄養不足，栄養過剰，そして生活習慣病へ
　　―体の中は活性酸素との戦い―

人類の歴史は，飢餓や病気との戦いであったといっても過言ではない。長い間，**栄養不足の解消**や病気，特に**感染症防止**が健康維持の主な目標であった。

しかし先進国では、栄養不足や感染症は徐々に克服され、むしろ、栄養過剰や運動不足、休養不足といった生活習慣の乱れが原因ともいえる動脈硬化、心臓病、糖尿病、高血圧症などが増加しており、大きな社会問題となっている。

動脈硬化や糖尿病などの**生活習慣病**はそれぞれ病状が違っているため、一見、無関係にみえる。しかし、生活習慣病の多くは、**活性酸素**という攻撃性の高い酸素が引き金となって、体内での酸化が進むことで引き起こされているようだ。

2．生活習慣病の引き金「活性酸素」とは

活性酸素とは、私たちが呼吸で取り込んだ酸素のほんの数％の不安定で反応性の高い酸素であり、体内の細胞膜などの脂質やたんぱく質、DNA（遺伝子）など体の重要な成分に損傷を与え、脂質の過酸化、たんぱく質の変性、遺伝子の損傷などを引き起こす。その結果、細胞や酵素の働きを妨害して、老化を促進したり、種々の生活習慣病の誘因ともなる（図2-5）。

もちろん、人体にはそれを防ぐ**抗酸化ビタミン**（ビタミンC、ビタミンE、β-カロテン）や、活性酸素を無毒にする**酵素**（スーパーオキシドディスムターゼ、ペルオキシダーゼ、グルタチオンペルオキシダーゼ）が備わっている。

しかし、体調を崩したり、加齢による体の防御力が弱ってくるので、日常の食事からも、活性酸素の害を防ぐ抗酸化力の高い、抗酸化ビタミンやポリフェノールなどを多く含む食品を摂取して、健康増進を図ることが大切になる（図2-6）。

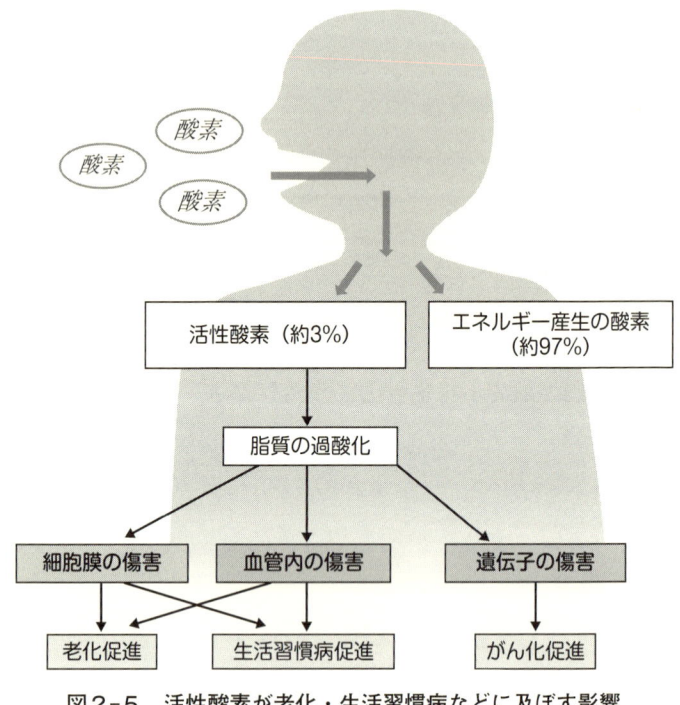

図2-5　活性酸素が老化・生活習慣病などに及ぼす影響

3. 活性酸素の害を防ぐゴマの妙薬「ゴマリグナン」

(1) リグナンってなに？

　リグナン (lignan) の仲間は植物に広く存在していて、その代表格は樹木のリグニン (lignin) である。リグニンは高等植物の木質化に関わる高分子フェノール化合物で、木材の20〜30％を占めている。

体の中の防御システム

酵素
スーパーオキシドディスムターゼ (SOD)
ペルオキシダーゼ
グルタチオンペルオキシダーゼ

抗酸化ビタミン
ビタミンC
ビタミンE
β-カロテン

食品から摂取

ゴマ	リグナン・ビタミンE
大豆	イソフラボン・ビタミンE
果物・野菜	ポリフェノール・ビタミンC
赤ワイン	ポリフェノール
ナッツ	ビタミンE
お茶	カテキン・ビタミンC

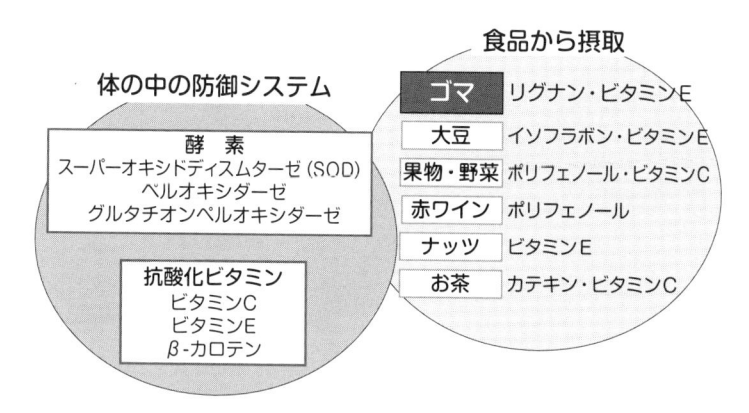

図2-6　活性酸素の害を防ぐ体のシステムと食による補強

リグニンは，部品であるリグナンなどが多数，網の目のように結合して（つながって）つくられる。そして繊維質のヘミセルロースとともに，木質化して，巨木の強度を支える役割を担っているので，木のプラスチックともいわれている。

このことから，リグニンやリグナンは化学変化を受けにくく，分解しにくい性質であることがわかるが，ゴマリグナンも多くは，調理加工などで分解されにくい性質をもっている。

(2) ゴマリグナンはゴマだけのリグナン？

リグナンはゴマのほかにアマニ（亜麻仁）などにも含まれているが，1％近くも含まれているのはゴマだけのようである。

ゴマに含まれるリグナンは野生種のリグナンを含め，10種類ほど見出されている（表2-4）。配糖体となっているリグナンの糖はグルコースが多く，糖の数は1～3個である。

有名な大豆イソフラボン，お茶カテキン，赤ワインやブルー

表2-4 ゴマリグナン類の種類と機能性

● ゴマ種子

	種類	種子の量	機能
遊離型リグナン	セサミン	0.3〜0.7%	**生体内抗酸化**＊／ビタミンE増強／肝機能増強／**血中LDLコレステロールの低下**＊／脂肪酸代謝改善／**アルコール代謝促進**＊
遊離型リグナン	セサモリン	0.2〜0.4%	セサモール・セサミノールに分解／抗酸化前駆体／生体内抗酸化
結合型リグナン	セサミノール	配糖体として0.08〜0.1%	食品および生体内抗酸化：ビタミンE増強／血流改善効果
結合型リグナン	ピノレシノール／セサモリノール／ピペリトール	配糖体として0.08〜0.1%	食品および生体内抗酸化
結合型リグナン	マタイレシノール	配糖体として0.08〜0.1%	食品および生体内抗酸化：弱い女性ホルモン様作用
結合型リグナン	ラリシレシノール	配糖体として0.08〜0.1%	食品および生体内抗酸化

＊：太字はヒトでの試験（その他は動物実験）による

● ゴマ油

種類	油中に含まれる量	ゴマ油の種別
セサミン＋セサモリン＋セサモール	0.8%	焙煎ゴマ油
セサミン＋セサミノール	0.5%	ゴマサラダ油

（注）セサモール含量は微量である
（福田・長島らの測定値より算出）

ベリーのアントシアニンも各々3〜5種の化合物の総称である。ゴマのリグナンも総称はゴマリグナンである。

どのリグナンも体の中で配糖体となっているリグナンの糖が切れたり、脂溶性リグナンの化学構造の一部が水溶性になって活性酸素の酸化を防止し、生活習慣病を予防することが期待されている。

(3) ゴマリグナンの代表はセサミン、セサモリン、セサミノール

セサミン、セサモリン、セサミノールの3つで、ゴマリグナンの約80％にもなる。脂溶性なので、3つともゴマ油に溶けている（図2-7）。残りの約20％は、脱脂後の搾りかす（粉砕し、セサムフラワーとして利用）に糖と結合した配糖体となっている（p.59図3-3参照）。

(4) ゴマリグナンは健康にいいの？

ゴマリグナンは、お茶カテキンや大豆イソフラボン、ベリー類アントシアニンなどと同じく、栄養素ではないが、活性酸素の害を防ぎ、生活習慣病の予防などの作用が期待される植物の

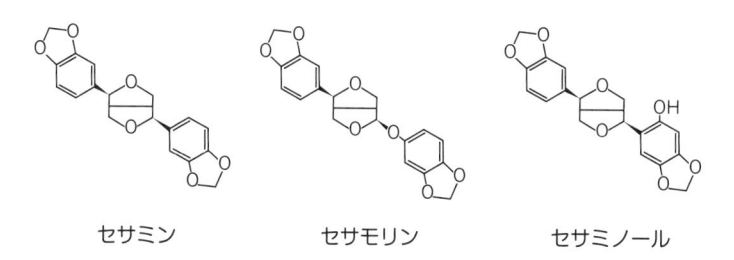

図2-7　代表的な3つの脂溶性ゴマリグナン

成分である。

　現在は基礎研究（動物実験やモデル実験）と若干のヒト介入試験が進められている。今後は，ヒトでの試験とともに疫学的な調査も行い，多くのヒトでの検証が必要であろう。

　ゴマは，アフリカサバンナから東アジアに至る広い地域で，紀元前から栄養的にも薬用的にも優れた作物として，盛んに栽培されてきた。そして，多くの民族の健康を支え，伝承されてきた。古来からの伝統医学，アーユルヴェーダや中医学では，現在でもゴマやその油は重要な薬材である。

(5)　ゴマリグナンの健康増進研究は日本から

　25年ほど前に，ゴマの中からセサミノールなど，4種の抗酸化リグナン（リグナンフェノール類）が見出され，3000年以上にわたる"ゴマは体にいい"という伝承に科学的メスが入った。

　これをきっかけに栄養学の研究者によって，ゴマリグナンの生体内の作用について，基礎研究（モデル実験や動物実験）がスタートした。そして，生活習慣病予防，すなわち活性酸素を抑え，体内の脂質の酸化を抑えることに関連する数々の成果が世界に向けて発信されていった。

　そのいくつかを紹介する。

　①　ゴマ添加食による老化の抑制　　山下らは，老化促進マウス（毛が抜け，背中が曲がり，白内障が進むなど老化現象が早くから現れる）に20％ゴマを含む餌を与えて，老化防止にゴマが有効かどうかを7か月にわたり調べた。

　すると，6か月後では，老化指標の目の充血（眼周囲炎）や

老化評価点 ○— 普通食
● --- ゴマ添加食

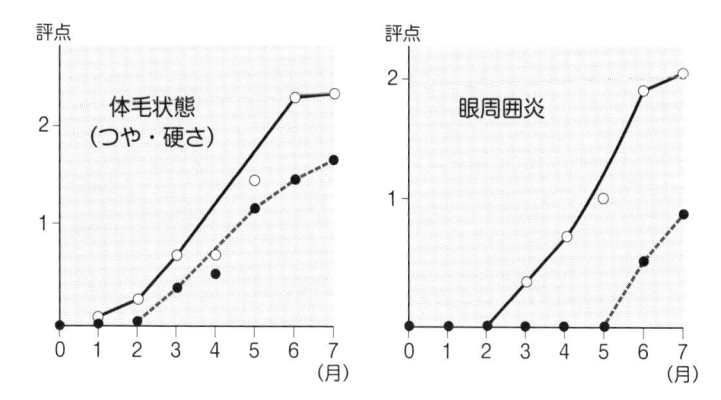

図2-8 ゴマ添加食と普通食における老化速度の違い
(山下かなへほか:栄養誌, **43**, 445, 1990)

毛のつや・硬さなどが，老化の進んだ普通食マウスに比べて，明らかに目の充血もなく，毛のつやも正常であった(図2-8)。また，脱毛の程度にも差を認めている。

この研究で，ゴマに老化を防ぐ作用があることが明らかとなり，次々と基礎研究が発展した。

② ゴマリグナンの脂質過酸化抑制作用 ラットの餌にゴマリグナンであるセサミンやセサミノールを混合すると，ビタミンEの抗酸化力が高まり，肝臓の脂質過酸化が抑制された(図2-9)。

ビタミンEはトコフェロールとも呼ばれ，われわれヒトでは**α-トコフェロール**(アルファビタミンE)が最も強い活性をもっている。一方，**γ-トコフェロール**(ガンマビタミンE)は肝臓で

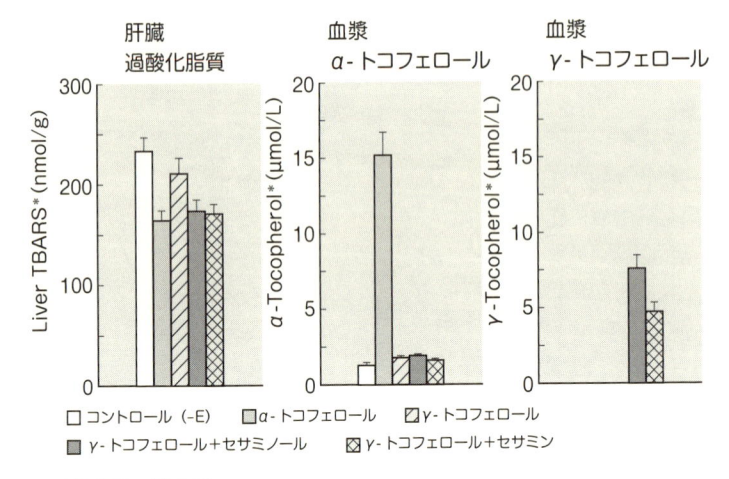

肝臓
過酸化脂質

血漿
α-トコフェロール

血漿
γ-トコフェロール

□ コントロール (-E) 　　□ α-トコフェロール　　☒ γ-トコフェロール
▨ γ-トコフェロール+セサミノール　　▧ γ-トコフェロール+セサミン

＊：TBARS＝酸化度

図2-9　ゴマリグナンとγ-トコフェロールのビタミンE活性における相乗効果

(並木満夫編著：ゴマーその科学と機能性, p.35（山下かなへほか），丸善プラネット，1998)

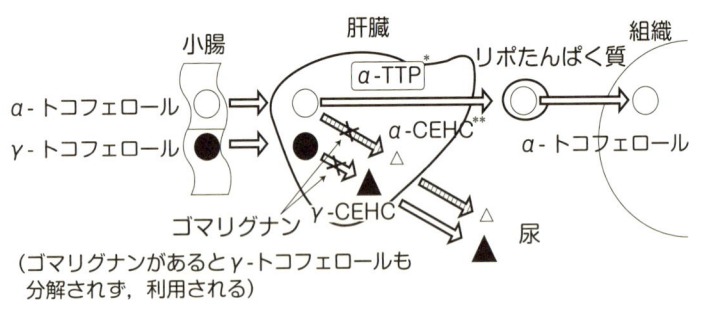

小腸　　肝臓　　　　　　　　　　　組織
α-TTP*　リポたんぱく質
α-トコフェロール　　　　　　　　　　　　α-トコフェロール
γ-トコフェロール　　　　α-CEHC**
ゴマリグナン　γ-CEHC
　　　　　　　　　　　　　　　尿

（ゴマリグナンがあるとγ-トコフェロールも
　分解されず，利用される）

＊：α-TTP＝α-トコフェロールを運ぶたんぱく質
＊＊：CEHC＝カルボキシエチルヒドロキシクロマン＝トコフェロールの代謝物

図2-10　ゴマリグナンによるγ-トコフェロールの活性化

(Ikeda etal：J. Nutr., **132**, 961, 2002)

利用されないが、セサミンやセサミノールの助けにより活性化されることも、山下らの研究により明らかにされた（図2-10）。

このゴマリグナンの作用は、体内の脂質過酸化の抑制によって血管や**LDLコレステロール**の酸化、血小板凝集抑制にも関わってくる重要な知見である。

③ セサミンはコレステロールを低下させる　　高コレステロール血症の人にゴマリグナン（セサミン）を投与すると血液中のコレステロール値が改善される（図2-11）。

高コレステロール血症の人がリグナンとビタミンEを6か月摂取した場合、血清総コレステロール（CHL）とLDLコレステ

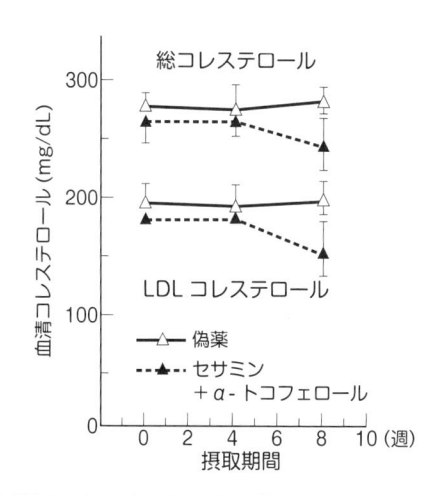

図2-11　リグナン（セサミン）による高コレステロール血症者の血清コレステロール量に及ぼす低下効果

（並木満夫編著：ゴマ―その科学と機能性, p.54（菅野道廣ほか）, 丸善プラネット, 1998）

ロールの値は並行して下がっていき，必要な**HDLコレステロール値**は変わっていない。これはLDLコレステロールの腸管からの吸収が抑制されたためであると考えられている。

④ アルコール代謝（分解）の促進　普段からゴマリグナン（セサミン）を食べているラットと食べていないラットの2つのグループに，アルコールを飲ませた後に血液中のアルコール量を調べてみると，図2-12のように，ゴマリグナンを食べているラットのほうが，血中アルコール濃度が有意に低いこと，すなわち，アルコールが早く分解されることがわかった。この研究はその後，リグナン（セサミン）が肝臓のアルコール分解酵素の力を高めたためとわかった。そしてヒトでも確かめ

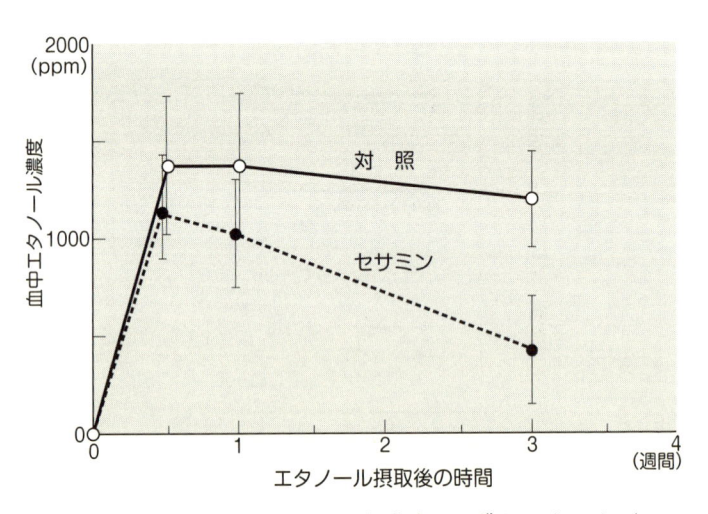

図2-12　アルコールの分解を促進するリグナン（セサミン）
（並木満夫編著：ゴマーその科学と機能性，p.59（菅野・秋元ほか），丸善プラネット，1998）

られた（菅野ら）。

⑤ **その他の作用**　ラットの研究で，ゴマリグナン（セサミン）が体内の脂肪酸合成や代謝を遺伝子レベルで制御して，脂肪の蓄積を防御していることや高血圧を抑制する作用も報告されている。

⑥ **最近の研究**　ここ数年のゴマの健康機能の研究は，韓国，台湾，インドなど海外の研究が多くなり，リグナンではなく，ゴマ油（焙煎油またはサラダ油）を投与してラットやヒトでのラジカル捕捉能を調べた論文が増え，よい結果が得られ始めている。これまでの研究から，油のリグナン類（セサミン，セサミノール，セサモリン）も関係しているのは確かだろう。

4．健康食品「ゴマ」の評価は？
―国立健康・栄養研究所の健康食品安全性有効性情報より―

国立健康・栄養研究所は，いわゆる「健康食品」の安全性・有効性について，各食品の根拠となる主な研究論文を精査して，客観的な評価を加えて公開している。それによると，「健康食品ゴマについて：ゴマリグナンは総合的に適切に使用する場合，安全に摂取することができる」と評価されている。

ゴマリグナンの場合，基礎実験（実験動物）で，活性酸素の酸化を防ぐことが，多くの実験から認められたといえそうだが，ヒトでの研究例はまだ少ない。今後，より多くのヒト介入試験が望まれる。

しかし，人間に効果があるかどうかは，最終的にはゴマを多く摂取する集団が，摂取しない集団よりも統計的に健康増進評

```
◎健康によいと伝承されてきた食材
        ↓
◎食材から有効成分を科学的に分離する
        ↓
◎分離成分の試験管内で機能試験（例えば，抗酸化試験）
        ↓
◎実験動物の餌に混合し，飼育した後，酸化ストレス等の基礎研究
        ゴマの健康機能はこの段階
        ↓ 今後の課題
◎ヒトによる介入試験（一定量を一定期間摂取）
◎疫学調査（多数の人の摂取量と健康の関連性）
　（5000年以上の人類の伝承的体験知の評価は？）
```

図2-13　ゴマの健康機能の評価

価がよいという疫学調査やコホート調査などの結果を待たなければならない。

しかしゴマは，日本では，全国津々浦々で日常的に使っている食品のため，疫学調査は難しい。ゴマのように5000年も前から，根強い健康増進の伝承に支えられている食品では，疫学調査に替えて，歴史的伝承を経験知（体験知）として客観的に評価することも必要だろう。

===== コラム．よくある質問 =====

「ゴマを1日にどれくらい食べるといいですか？」

　　　栄養素と異なり，どれくらい食べるとよいかの答えはない。常時，抗酸化成分の多い食品を摂取するように心がけることが，健康を増進する。

5．黒ゴマは白ゴマより体にいい？

 東アジアでは，『神農本草経』の出版よりも前から，黒ゴマは健康にいいと伝承され，現在では強調すらされている。

 しかし，現在のところ，黒ゴマから白ゴマや茶ゴマと違った特別な成分があるとの報告はない。黒いのは種皮だけで，実の成分は白や茶ゴマと変わらない。また，大部分のゴマリグナンは実（子葉）にあるので，白，黒で大差はない。

 黒ゴマの特徴としては，白や茶ゴマに比べて，種皮の割合が白ゴマの2倍ほど多く，表皮の凹凸も大きい。黒い種皮にあるマタイレシノールなどの抗酸化リグナンが白ゴマの種皮より多いので（長島），毎日食べ続けると，白ゴマより健康増進が期待できるかもしれない。

6．料理の脇役，ゴマを上手に使って健康増進
　　―食品成分の相互作用を調理に生かす―

（1） 青菜のゴマ和え・ゴマドレッシングは健康増進の丸薬？
　　―日本古来のゴマ和えは姿を変えて次世代へ―

 酸素を使って生きている私たちの体は，代謝過程において生じるわずかな活性酸素によって酸化されやすい状態である。酸化を防ぐこと，すなわち，抗酸化成分の多い食材を組み合わせた食事によって，健康を維持することは大切である。

 例えば，旬の野菜を使った"和え物"は古くからの日本の健康増進料理である（図2-14）。四季折々の緑黄色野菜は新鮮でおいしく，ビタミン，ミネラル，ポリフェノールも豊富である。

緑黄色野菜

栄養成分
抗酸化ビタミン
[ビタミンC,
 β-カロテン]

機能性成分
食物繊維
ポリフェノール類
[アントシアニン類,
 フラボン類等]

↓ 沸騰水中で加熱

脱水され，成分の濃縮化

＋

すりゴマ

栄養成分
脂質
[リノール酸,
 オレイン酸]
抗酸化ビタミン
[ビタミンE]
その他のビタミン
[ビタミンB₁・B₂]

機能性成分
ゴマリグナン類(約1％)
種皮の食物繊維

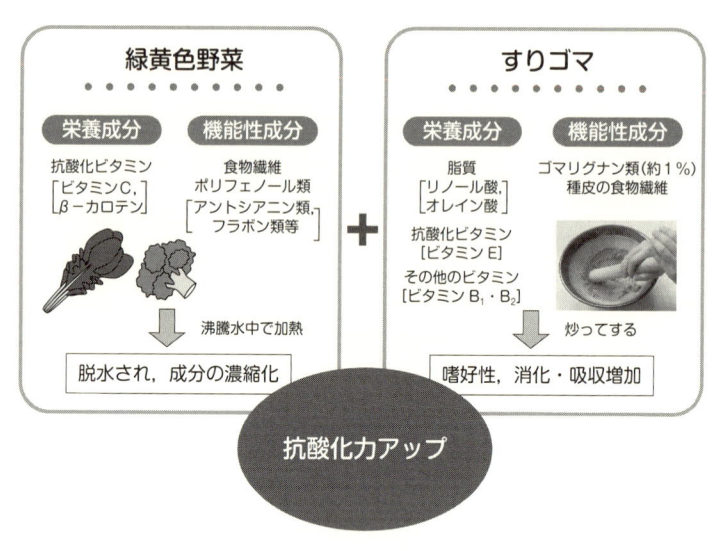

↓ 炒ってする

嗜好性，消化・吸収増加

抗酸化力アップ

図2-14 青菜のゴマ和えは毎日の健康増進料理

 和え物を炒り立て，すり立てのゴマで和えるとゴマの風味とともに栄養成分と機能性成分が同時に体内に取り込まれる。

 ゴマと豆腐を和え衣とする白和えは，大豆＋ゴマ＋緑黄色野菜の**健康増進効果**（ゴマリグナン・大豆イソフラボンと水溶性・脂溶性ビタミン），さらにゴマと大豆の**アミノ酸補足効果**（含硫アミノ酸の補足）も期待できるだろう（表2-1参照）。

 和え物のゴマとマヨネーズの成分を比較すると，ゴマの油分はマヨネーズより少なく，さらに，ゴマにはたんぱく質や炭水化物，ゴマリグナンもあるので，栄養的にも健康増進からも優れているといえる（表2-5）。ゴマ和えは日本人の長寿のもとであった。近年，ゴマ和えは手間がかかるためあまり作られな

表2-5 和え衣とマヨネーズの成分比較

(%)

	たんぱく質	脂質	炭水化物	ビタミンE	その他
種実類を使用					
クルミ	14.6	68.7	11.7	0.004	カルシウム,鉄
ゴマ	**19.8**	**51.9**	**18.4**	**0.050**	**カルシウム,鉄,リグナン(1%)**[*]
落花生	25.4	47.4	18.8	0.011	カルシウム,鉄
食用油を使用					
マヨネーズ	1.5	75.4	3.0	0.018	

*：リグナン量は結合型リグナンを含む
(五訂日本食品標準成分表より抜すい)

くなってきている。しかし，心配御無用！ ドレッシング類の売上高の第1位はゴマドレッシングである（図2-15）。日本人は，ドレッシングもゴマドレッシングに変えるほどにゴマへの愛着が極めて強いことがわかる。

(2) 魚料理にゴマ

魚に含まれるn-3系不飽和脂肪酸（ω-3脂肪酸）のDHA（ドコサヘキサエン酸）やEPA（エイコサペンタエン酸）は，体内で生理活性物質に変わり，血液凝集抑制，免疫力増強などの重要な役割を果たしている。

魚とゴマやゴマ油を使った料理は日常の食卓でよく見かける。ゴマのビタミンEがゴマリグナンの助けで，抗酸化力をアップし，魚のDHAやEPAの酸化を防ぎ，血栓防止，免疫機能増強などに貢献しているようだ。

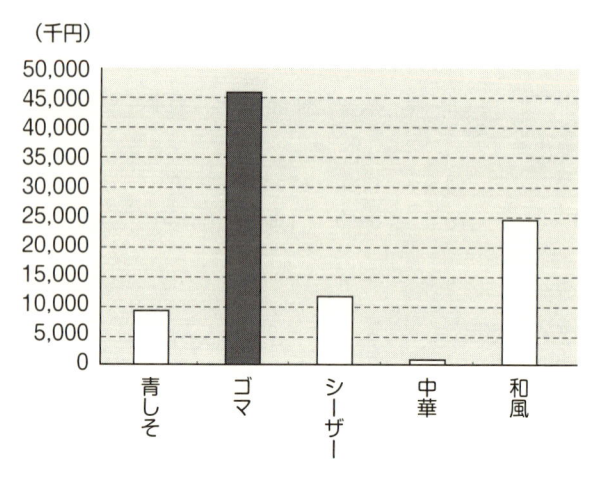

図2-15 主なドレッシングの利用状況（売上高）
(日本食糧新聞社, 2010)

（3） どんな食材や料理にも寄り添うゴマ，ゴマ油

　ゴマきな粉，ゴマ味噌，ゴマあん，ゴマまんじゅう，ゴマ煮（利休煮，南部煮）など，ゴマの入った食品は著しく増えている。

　ゴマやゴマ油は身近な調味料，素材として，毎日，何気なく使うと，知らず知らずのうちに健康がアップするだろう。

　ゴマ油には約0.6〜0.8％のゴマリグナンが含まれるので，大さじ1杯，炒め物の油に使うと20〜30mgのリグナンが摂取できる（リグナンのセサミン，セサミノールは熱にも強い。p.56参照）。

第3章
ゴマリグナン
——調理や加工でも抗酸化力を発揮

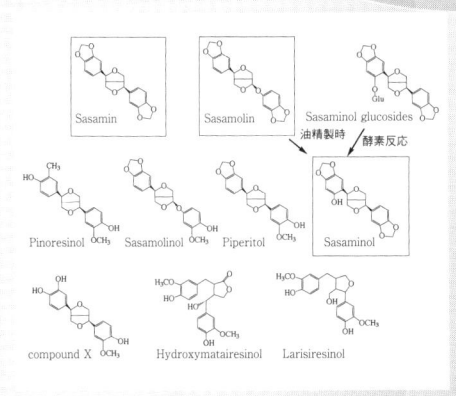

ゴマリグナンの種類

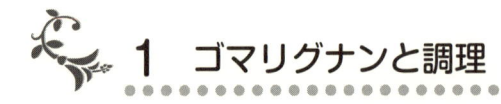

1 ゴマリグナンと調理

 ゴマリグナンや大豆イソフラボンは，古くから日本人が体によいと慣れ親しんだ食材の成分である。どちらも，体の中で活性酸素の酸化抑制や女性ホルモン様作用（血糖の抑制，脂質代謝制御などの作用）が期待されている。

 ところでゴマは，必ず調理や加工をして使うが，その過程でリグナン類は変化しないのだろうか。

1．熱や酢にも強いリグナン「セサミン」と「セサミノール」

 ゴマリグナンの**セサミンとセサミノール**はゴマ油に含まれている。ゴマ油は炒め油やフライ油など高温で使うことが多い。

 コーン油に0.1％セサミンを加えて，フライ温度（180℃）で加熱した場合，1時間では分解は10％以内，6時間でも20％程度であり，フライ加熱でも安定であった。

 さらに，3種のサラダ油に0.1％のセサミノールを加えて，180℃で1～3時間熱したときも，3時間でも分解は30～40％であった（図3-1）。セサミンとセサミノールは，調理や加工中にも分解は少ない。酢の物，ドレッシング，マリネなど酸性でも安定である。

 また，セサミンやセサミノールは動物実験からも，血中や肝臓の**脂質過酸化を抑える**ことが確かめられている（p.45参照）。

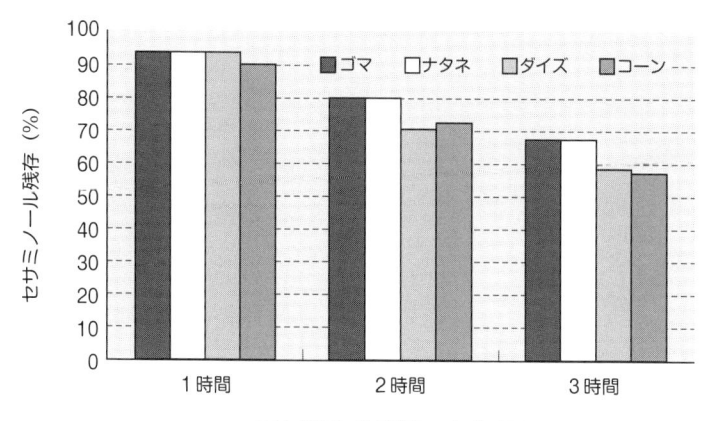

図3-1　市販サラダ油に添加したセサミノールの残存率
（0.1%セサミノール添加）
（福田の実験による）

2. 炒っただけで強い抗酸化成分，セサモールに分解するリグナン「セサモリン」

含有量が2番目に多いリグナンの**セサモリン**は，アセタール結合の部分が炒ると分解して抗酸化成分の**セサモール**となる（図3-2）。セサモリンは，炒る温度が高いほど分解が進む。おいしい炒りゴマでも少量だが分解される。

3. 焙煎ゴマ油はフライ中に抗酸化成分（セサモール）が出て，抗酸化力がアップする不思議な油

焙煎ゴマ油や焙煎ゴマ油をブレンドした調合油で天ぷらをす

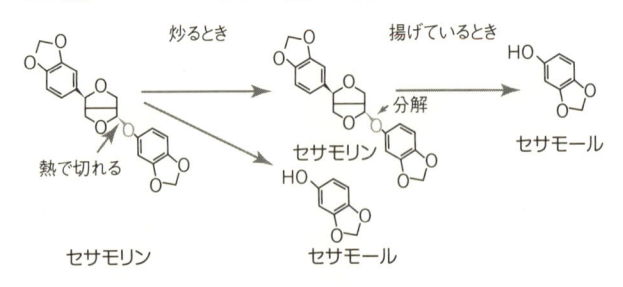

図3-2 セサモリンの加熱による分解過程

ると,30分くらいの間にセサモールが一時的に油の中に1％近く（焙煎ゴマ油で）出てきて,油の酸化を防ぐ。

焙煎ゴマ油とゴマサラダ油は,ゴマ油だけの反応で,共に製造中にセサモリンが抗酸化リグナンに変化して他の油以上の抗酸化力を維持している。焙煎ゴマ油ではセサモール,ゴマサラダ油ではセサミノールとなっている（第5章で詳しく説明）。

4. セサムフラワー（脱脂ゴマ粉）の微生物分解で出てくる抗酸化リグナン

ゴマのリグナン,セサミノールやピノレシノール等は種子の中で,糖（グルコース）と結合して（配糖体）いて,その量はおよそ0.1～0.2％と推定される。

これまでの研究では,セサミノールにグルコースが3つまたは2つ結合した配糖体が最も多い（図3-3）。この配糖体は,**麹菌**（特に黒麹）の酵素,**β-グルコシダーゼ**で容易に切れることから,**セサムフラワー**を麹菌で発酵すると,糖は切れて,

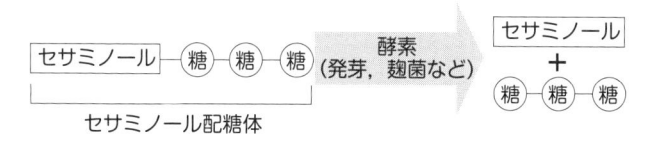

図3-3 配糖体の酵素による分解

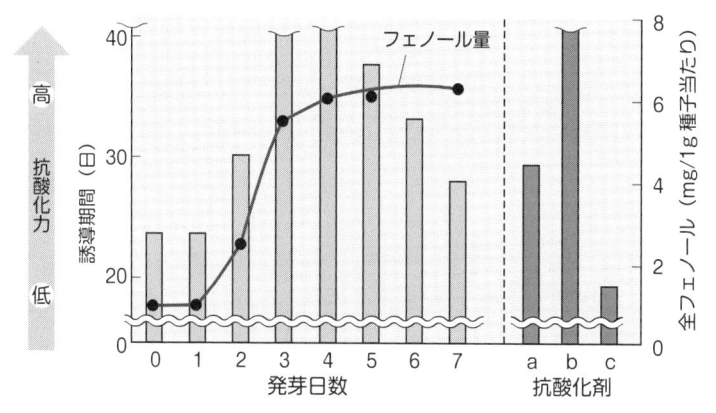

図3-4 ゴマ発芽時の抗酸化力とフェノール量
(福田ほか:日食工誌, **32**, 407, 1985)

遊離のリグナンフェノールが抗酸化力を発揮する(小泉)。

5. 発芽ゴマで激減するリグナンと増えるリグナン

ゴマが発芽するときには,セサミンとセサモリンは減り,フェノール類(リグナンフェノール類も含まれる)が増え,抗酸化力がアップする(図3-4)。しかし,ゴマのスプラウトは苦味が強く,食材にはなりにくい。

6. ゴマリグナンを測って，ゴマ入り食品中のゴマ量を調べる

ゴマドレッシングやゴマだれなど，いろいろなゴマ入り製品が増えている。しかし，各製品にどれくらいゴマが入っているかの表示義務はない。実際に**ゴマ入り製品のゴマ含量**を知るために，化学的に安定なセサミン量を測定し，推測した（図3-5）。

ゴマドレッシングは種類も多い。今回11種の市販製品のおよそのゴマ含量が，2～2.5％の製品が7種と10％前後が4種あった。

一方，ゴマだれは，平均26.5％と多く含まれていた。これは，ゴマだれは練りゴマ（ゴマペースト）を主材料のひとつとして使っているためと思われる。また表3-1は，消費者のゴマ製品中の推測量について調査した結果である。今回調査した消費者の35％がゴマ製品には平均して20％くらいのゴマが入って

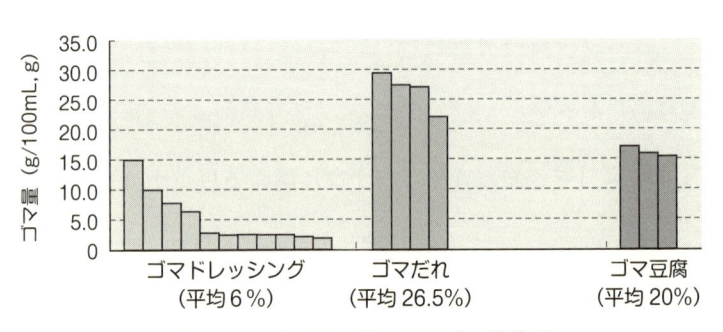

図3-5 ゴマ入り製品中のゴマ換算量
（武田珠美ほか：日調科誌，**44**，272，2011）

表3-1 ゴマ製品中の消費者によるゴマ推測量

	ゴマ推測量					
	50%	20%	10%	5%	5%以下	無回答
ゴマドレッシング	16.5	40.0	15.7	10.2	0.8	16.9
ゴマだれ	20.0	37.6	12.9	6.7	1.2	21.6
ゴマ豆腐	25.1	29.0	15.3	7.5	1.2	22.0

(注) 回答者総数255名
(武田珠美ほか:日調科誌, **44**, 272, 2011)

いると思っていたが,実際には,ゴマドレッシングは6%(11種平均)となり,予測と実測で違いが大きかった。

7. 高リグナンゴマ品種の研究は日本がリード

ゴマリグナンの発見をきっかけに,独立行政法人 農業・食品産業技術総合研究機構 作物研究所で,**高リグナン品種の研究**も始まっている。

日本で開発され品種登録されている高リグナンゴマ品種は,「ごまぞう」「まるえもん」「まるひめ」である。濃褐色の「ごまぞう」と白色の「ごまひめ」は,リグナン(セサミンとセサモリン)含量が在来品種や輸入ゴマの約2倍と高い。一方,黒色の「まるえもん」は耐寒性があり,セサミンのみの多い品種である(表3-2)。

ゴマ栽培育種や機能性加工技術においても,日本が世界をリードしている。日本産ゴマが特産品として世界に羽ばたく日も近いだろう。

表3-2 高リグナンゴマ品種の性状とリグナン量

品種	セサミン (mg/g)	セサモリン (mg/g)	草丈 (cm)	成熟期 (月日)	千粒重 (g)	種皮色	収量 (kg/10a)
ごまぞう	8.7	3.4	178	9.18	2.4	褐	132
まるえもん	10.4	0.3	148	9.07	2.6	黒	118
まるひめ	6.6	3.6	166	8.30	2.4	白	122
真瀬金	3.6	2.3	153	9.17	2.4	黄褐	102

(注) つくば市での6月上旬播種での成績
((独) 農研機構 作物研究所, 品種紹介パンフレット, 2009)

　日本がゴマを輸入している地域は, アフリカ, 東南アジア, 南アメリカなどの発展途上国が多い。各地域は気候も土壌もかなり違うため, 品質や成分, ゴマリグナン量にはかなり差があることが予想された。

　12種の輸入ゴマ種子1g当たりのリグナン量を調べてみると, セサミンが平均4.2mg, セサモリンが平均0.9mgであった。12種のうちリグナン含量の多い4種に限ると, セサミンが平均7.1mg, セサモリンが平均1.5mgであった。この値を, 国産高リグナン種の「ごまぞう」「まるえもん」に比べると, セサミン, セサモリンとも輸入ゴマのほうが少なかった。しかし, 世界には, 野生種も含め, リグナン量の多い品種もあるだろう。

　どの国, どの地域からゴマ種子を輸入するかは, 外観はもとより, 炒ったときのゴマらしい香りや食べたときのコクのあるおいしさは重要なポイントである。最近はそれに加えて, リグナン含量の多いゴマも重要な要素となっている。

第4章
ごまかすほど おいしくなるゴマの扉
――炒り加減とすり加減が創り出す世界

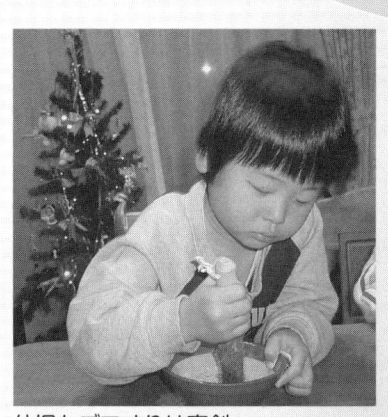

幼児もゴマすりは真剣

1 サイエンスで紐解く"炒る"にこだわるゴマ調理

1. "炒る"へのこだわりのクッカリーサイエンス

　ゴマはナッツと同じ種実類の仲間で，**油糧種子**（oil seed，油の原料）でもある。海外ではゴマは"Queen of oil seed"（油糧種子の女王）として有名で，ゴマの油は，女王のような品格の**高品質油**として認められている。

　ゴマやゴマ油は料理の主役ではなく，調味料や隠し味，料理の仕上げなど脇役として使うことが多い。ゴマの調理法はいたって簡単で，炒って，するだけで，10分もあれば十分である。このような簡単な調理法にこだわる理由はなんだろう。

　私たちはたくさんの食材を利用して調理する。各々の食材に適した調理法が各地域，各家庭で伝承され，食文化がつくられてきた。さらに，各食材に適する調理の科学が調理科学研究者によって探求され，多くの法則性が見出されている。

　調理法で大切なのは食材の性質をいかに上手に引き出すかである。その決め手は，食材の成分とその割合である。穀類も種実類も植物の種（タネ）で，主成分を比較すると，穀類（コメなど）は炭水化物で主にでんぷん，種実類（ゴマやナッツ類）は脂質である。この成分の違いが調理法の違いとなっており，ゴマやナッツは炒る（**ロースト**）調理操作が多い理由である。

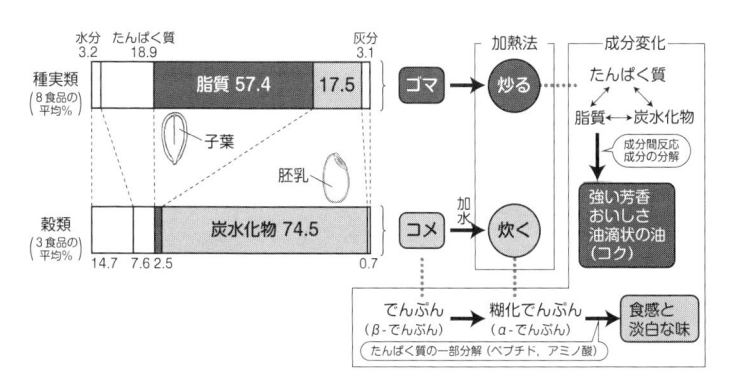

図4-1 ゴマとコメの調理科学

　でんぷんは，水分を補い，加熱すると，生（β-でんぷん）がほぐれて糊化（α-でんぷん）し，軟らかく，おいしくなる。

　一方，種実類はそのまま炒る。タネの中で油は油滴となってオレオシンなどの膜で被われ，たんぱく質や炭水化物の間に分散している。炒るときの高温の熱は，おそらく，比熱の低い油滴状の油にいち早く伝わり，周囲の成分の化学変化を促進し，成分の分解，成分間の化学反応を誘発する。その結果，香りが出て，焼き色がつき，口に入れると風味とコク味を感じる（図4-1）。

　ゴマのように小粒の種ではほんの数分間の加熱で，驚くほど香りがよくなり，しかもおいしくなる。

2．炒りゴマの命は炒り加減—たかが炒る，されど炒る—

　洗いゴマ（生ゴマ）は，炒った途端にゴマ独特の"芳香"が漂い，噛むと"プチッ"と砕ける食感があり，味わうと"コ

ク"といわれる濃厚さに加えて,それらが口の中で一体となって,ゴマはコクがあっておいしい,と感じるようだ。

たった数分間炒っただけで,"ゴマ化す(ごまかす)"ほどの炒りゴマに変身する。**この数分が炒りゴマのおいしさ,品格を決める勝負の時間であり,温度である。**

武田は,ゴマの炒り条件(温度と時間)とおいしさについて研究した。オーブンを使って,炒り条件を変えて調べている(口絵写真1参照)。

官能検査によると,芳香やおいしさは炒り方によって違ってくる。最適な炒りゴマは,**175℃で15分**炒ったときのもので,見た目もおいしさも評価が高かった。230℃のような高い温度ではあっという間に焦げてしまい,焦げ臭が強く,苦くなる。

香りがよく,**おいしい炒りゴマ**を作るには,このように微妙な**温度**と**時間**のコツをつかむことが大切である。家庭では,中火から弱火で,少し時間をかけるのがコツである。

低めの温度を保つには,熱源や炒り器の材質も重要となる。熱源には,薪,炭,ガス,電気,遠赤外線などが使われる。炒り器には,フライパン,陶器製の焙烙(ほうろく)や土鍋があるが,熱伝導のよいアルミ製のものより厚めの鉄製や陶器製が適している。

昔,日本の各家庭には焙烙(写真4-1)があって,炒り立てのゴマを賞味していた。家中に広がるゴマの独特の香りは家庭を包む香りでもあった。台所には"かつお削り"もあり,毎日,炒り立て,削り立ての香りに包まれていた。

焙烙は,炒り温度を微妙に調整し,風味を逃がさず飛散しないように工夫された,おいしさへのこだわりを感じる日本の調

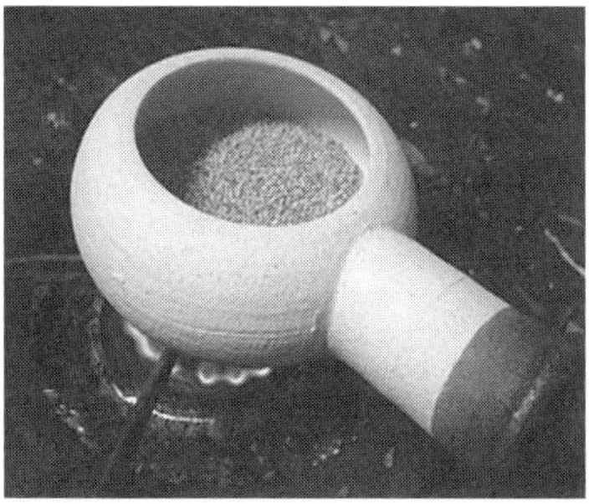

写真4-1　ゴマを炒る焙烙

理用具である。

===== コラム．ゴマ製品の表示 =====

炒りゴマ・すりゴマ製品には，おいしいゴマを連想させる熱源（薪でていねいに，遠赤外焙煎，マイクロ波，2通りの焙煎で）や器具（釜炒り）の表示がある。

3．炒りゴマのおいしさ─芳香とプチプチ感とコク─

炒るだけで"ゴマ化す"ほどの香りはどのように出るのだろうか。

食品を加熱すると香りが出て，色が着くことが多い。ゴマなど炒ったときの香気は，焙焼香気（ばいしょうこうき）といわれ，食品中の糖，アミノ酸，油脂成分などが加熱によって化学的な結合や分解が起こって生じる。

炒りゴマの香気には，香ばしい**ピラジン類**，甘い香りの**フラン類**，焦げ臭の**ピロール類**，油臭の**アルデヒド類**など**400種以**

ポイントは炒る温度と時間

- おいしそうなゴマの香り（ピラジン・フラン・ピロール等多数）
- 加熱によるゴマの色づき

アマドリー転移
シッフ塩基の形成

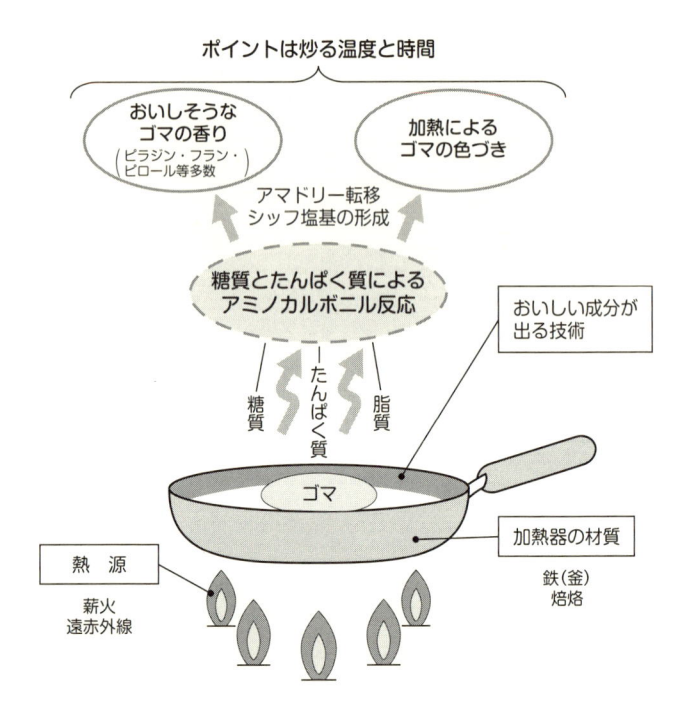

糖質とたんぱく質によるアミノカルボニル反応

糖質／たんぱく質／脂質

おいしい成分が出る技術

ゴマ

加熱器の材質
鉄（釜）
焙烙

熱源
薪火
遠赤外線

図4-2　炒るとおいしくなるゴマの秘密

上の成分が関わっている。なかでも，ゴマらしい香りのピラジン類だけでも30種以上の化合物が見つかっている（浅井ら）。

=== **コラム．アミノカルボニル反応による食品の着色と香り** ===

加熱したときの着色と香り：パン，クッキー，フライや天ぷら，油揚げ，さつま揚げ等揚げものの表面（きつね色）と加熱香気

醸造（発酵）中に進む着色と香り：味噌，醤油など

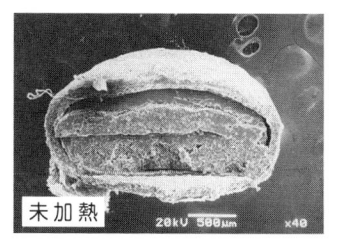

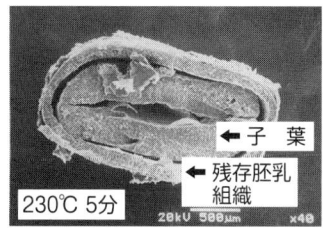

写真4-2 炒りゴマの顕微鏡写真
(写真提供:武田珠美徳島文理大学教授)

このピラジン類は,**アミノカルボニル反応**と呼ばれる糖とアミノ酸との反応でできる生成物である。まず,糖とアミノ酸が反応して,中間でシッフ塩基の形成やアマドリー転移など何段階もの化学反応を経て生成する。これら一連の反応は,加熱するとわずかな時間で進む(図4-2)。

ゴマを炒るたった数分の間に,小さな種の中で何段階もの化学変化が起こり,独特のゴマ香が生じるのである。

料理をする人が,炒る温度と時間の微妙なコツを会得すれば,炒りとすりを操って,誰でもがおいしいゴマの創作料理ができる。炒り加減は,一般に**浅炒り**,**中炒り**,**深炒り**の3つに大別した慣用語が使われ,料理により使い分けている。

炒りゴマは香りとともに口の中でプチッと砕ける食感"プチプチ感"や,砕けたときに出るコク味などが一体となって口腔内に広がり,思わず"おいしい"という言葉が飛び出す。

炒ったゴマを電子顕微鏡で観察すると写真4-2のように,生の未加熱ゴマには少ない空洞が,230℃で5分も炒ると顕著になっている。生ゴマの水分は炒るときの熱で蒸発し,その圧

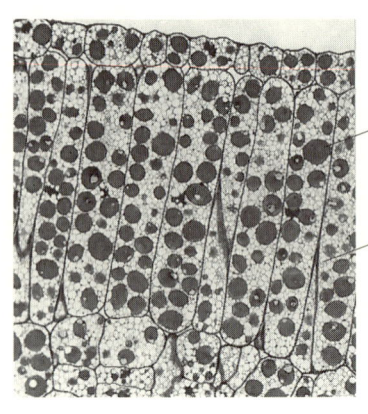

たんぱく質
(黒く大きいほうの粒)

油滴
(白く小さいほうの粒)

写真4-3　ゴマ子葉細胞の顕微鏡写真
(写真提供：田代亨千葉大学教授)

力が種内部の隙間を押し広げ、大小の空洞ができたのだろう。この大小の空洞が**口の中でプチッと砕ける心地よい食感**となる。砕けて油滴の一部の油がにじみ出して、コクといわれる質感となるのだろう。

「コクとはなにか」を科学的に説明することは難しい。油分の少ない食品ではコクは感じにくいし、霜ふり肉はコクがあっておいしいが、肉の脂身は油っぽく、コクとはいいがたい。

ゴマは、50％もの脂質が写真4-3のように細胞内で油滴状となっている。それを炒っても、油滴は崩れない。口の中でゴマを砕いて初めて、油滴の一部が油状となり、舌を刺激してたんぱく質や糖質の旨味とともにコク味を高めているようだ。

伏木は、**油は味としてではなく、舌を刺激し、その刺激が神経系を通して脳に伝わり、コクを高める**。一方、香り成分の刺

激は,臭上皮から直接脳に入り,すばやく記憶されると述べている。

炒りゴマでは,ゴマの香りが先に脳に記憶され,遅れてゴマを噛んで,砕けたときの油が舌を刺激して,脳に伝わり,ゴマは香りとコクがあっておいしいと判断しているのだろう。

2 すり加減でコクから油っぽさへ

1．すりゴマのおいしさ―香りとざらつきとコク―

ゴマのすり加減は,料理に合わせて家庭で決めていたため,すり加減そのものが家庭の味であった。

武田は一定速度でする電動すり鉢を試作して,すり時間を変えたときの粒度の分布を調べている。50分もすり続けると,だんだんと細かくなるが均一なペーストにはならない。ゴマには,すり切れない部分とペースト状になる部分があり,粒の大きさが不ぞろいの不均一な状態になる(図4-3)。この**不均一性,ざらつき**こそ,すりゴマのおいしさである。

最近,ゼリーやプリン,ポタージュなど均一で滑らかな食感の食品が多い中,**すりゴマはざらつきと香りとコクを味わう数少ない食品**といえるだろう。

2．すりゴマからペーストゴマへ

すりゴマをすり続けると**ペースト状**になり,**油っぽさを感じ**

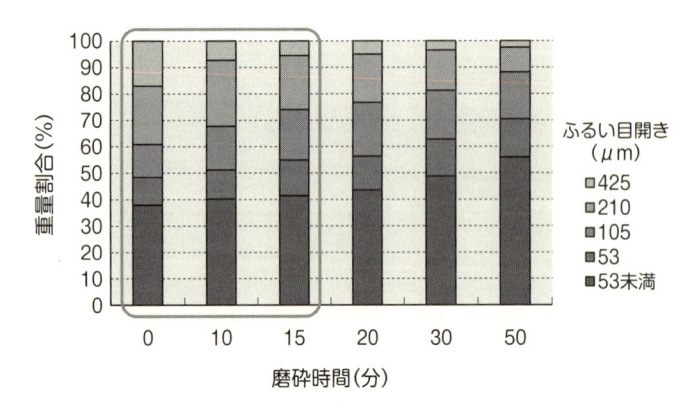

(注) 50分後も均一ではなく，さまざまな粒度の成分が混ざっている。
□はすりゴマに適する粒度

図4-3 すりゴマの不均一性
(武田珠美徳島文理大学教授提供)

=== コラム．すり加減の職人・料理人言葉 ===

　職人はゴマのすり加減によって荒(粗)ずり，半ずり，本ずりと呼び方を変えている。荒(粗)ずりは，さっとすって粒のゴマが少し残る状態で，半ずりは，全体が均一にすれた状態で，本ずりは油がにじみ出るまですりつぶした状態のこと。
　また，料理の仕上げに「切りゴマ」(まな板上で切る)，「ひねりゴマ」(指でひねる)などでも香りを立たせる。

る。これは，細胞内で油滴状の油は細胞壁が破れると流出し，油状になるからである(図4-4)。
　このようにゴマは，炒り加減とすり加減が芳香とコクを創り出し，すり続けると食感のまったく違ったペースト状にもなる。

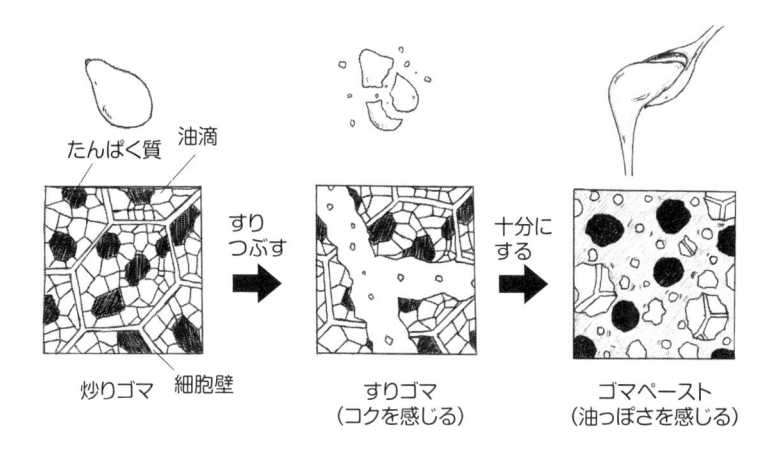

図4-4　すりゴマがペースト状になるときの細胞のイメージ図
（イラスト：相京毅）

=== コラム．日本のゴマ製品は，匠（たくみ）の技の結晶 ===

　おいしさは商品づくりの基本である。おいしさを求めるあくなき消費者ニーズに応えるゴマの商品を製造するために，どのゴマ企業も，"炒り"と"すり"の工程は，マニュアルを超えた"職人技"の社員が行っている。その職人が原料（生ゴマ）の性状を五感で感じ取り，炒りとすりの工程を巧みに調整しながら製造している。各社のゴマ製品はどれも同じではない。

　職人技をもつ社員が創る各社の炒りゴマ・すりゴマの香りとおいしさは，日本の誇るべき匠の技でもある。

　そして，小さなゴマ粒からおいしさを引き出す技は，サイエンスの力と長年にわたる経験，勘の総合力である。炒りゴマ，すりゴマの工程も日本の自慢すべき"おいしくする"技術のひとつである。

ペーストゴマを利用した料理の代表は，室町時代頃から寺院で伝承され京料理の一品にもなっているゴマ豆腐であろう。

　最近，ペーストゴマの加工技術も進歩して，ゴマあん，アイスクリーム，ヨーグルト，パンや菓子などにも使われる万能の調理加工素材となってきた。また，ゴマは炒ってするだけの最も簡単な調理法を基本としながら，どのような料理にも添えられるように変身，変形する調理素材である。

　ゴマは，家庭から料理人，企業に至るまで，あらゆる食の場面で，名脇役としてその力を発揮している。そして最新の科学技術を利用すればその用途は無限に広がっていくだろう。

3　白ゴマ・黒ゴマ・金ゴマとおいしさ

　スーパーなどの店先には，白，黒，金ゴマが並んでいる。これらは品種の違いではなく，種皮の色の違いである。ゴマは種皮だけが着色していて，中身（子葉部分）はみな白っぽい。

　表4-1に，白・金・黒ゴマの食品特性をまとめた。欧米では白ゴマが，中国や韓国，その他東南アジアでは白と黒ゴマが，日本では白や黒それに金ゴマまで市販されている。

　白ゴマと金ゴマは，油分（脂質）が黒ゴマに比べて5〜10%多いので，炒ったときのゴマらしい香りも強い。白ゴマは粒も黒ゴマより大きく，やや中粒が多い。一方，金ゴマは大粒（トルコ産）も小粒（国産）もある。

　黒ゴマ種皮を顕微鏡で観察すると，凹凸があって，色素沈着

表4-1　ゴマ種皮の色と食品特性

	白ゴマ	金ゴマ	黒ゴマ
種皮の色	白〜淡黄色	黄〜茶色	黒灰〜黒色
種皮の厚さ	薄い (7.1%)	薄い (8.1%)	厚く凹凸 (15.4%)
粒の大きさ	中粒	中〜大粒	小粒
カルシウム (mg/100g)	967.3	1,080	1,190.5
脂　質 (%)	50〜55	50〜60	40〜48
ゴマリグナン	約0.9 (%)	約0.8 (%)	約0.7 (%)
特徴的な芳香成分	ピラジン類（香ばしい）	フラン（甘い香り）	ゴマ特有の香りは弱い
産　　地	中国・インド・アフリカ・米国・南米	トルコ	ミャンマー・タイ・中国
利　　用	食品加工用・搾油用	食品加工用	食品加工用・漢方基剤
世界の利用	ゴマペースト（北部アフリカ・中近東）皮むき（アメリカ）	食品用（日本）	漢方基剤（中国）滋養食（韓国）赤飯ゴマ塩（日本）

があり，厚い（写真4-4）。そこにはカルシウムやシュウ酸の結晶も見える。

　風味は，種皮が薄く，脂質が多めの白ゴマや金ゴマに軍配が上がる。それは炒るときに成分の分解や成分間の反応が起こりやすく，ゴマらしい香りができやすいからである。竹井らのゴマ香気成分の研究によると，白ゴマは香ばしいピラジン類が多く，金ゴマは甘い香りに変わるフラン類が多い。一方，黒ゴマはゴマ特有の香りが弱く，重いにおいが強いようである。

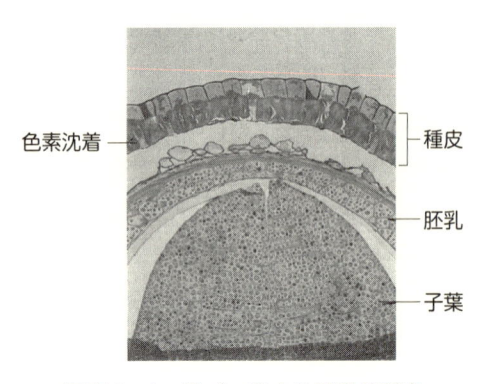

写真4-4　黒ゴマ表皮の顕微鏡写真
(写真提供：田代亨千葉大学教授)

　世界でのゴマの色と利用状況を調べてみると，欧米や西アジアでは，古くから白，金ゴマをペーストにして利用している。インドや東アジアでは白，金，黒ゴマを巧みに使っている。

　なかでも黒ゴマは，東アジアや東南アジアにおいて，体によいと伝承されていて，特に中国，韓国では，中医薬の基剤や薬膳料理に使う。日本では，薬膳以外に，日常的なゴマ塩，赤飯，おはぎに用いる。黒ゴマペーストで作った真っ黒いまんじゅうやゴマあんは，最近，地域ブランドの人気商品でもある。

第5章
3つのパワーを秘めたゴマ油
――抜群の抗酸化力・
女王のような品格・
健康増進機能

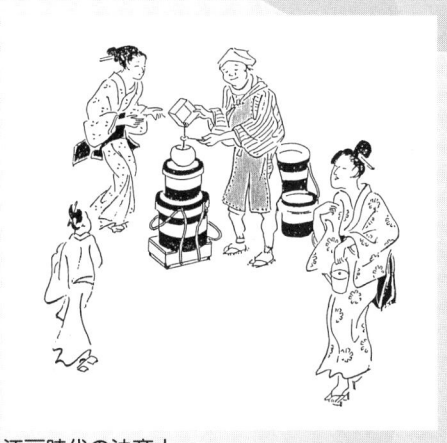

江戸時代の油商人
(小野武雄編:職人・街芸人・物貫図絵,展望社,1978)

1 調理とゴマ油

　スーパーの食用油コーナーには，オリーブ油，ゴマ油，アマニ油など原料の植物名をつける油と，原料名はなく，サラダ油とのみ書かれた油が並べられている。

　現在，食用植物油は12～13種の植物から抽出している。なかでも種子から抽出する油が多く，ナタネ，大豆，ヒマワリ，綿実，落花生，ゴマなど8種ほどである。『オイル・ワールド年報』(2010)によると，世界の年間生産量の多い大豆油(4,300万t)やナタネ油(2,300万t)，少ない落花生油(500万t)に比べてもゴマ油はわずか(86万t)で，落花生油の17％ほどの生産量にすぎない。

　種子を焙煎後に抽出する油は，ゴマと落花生である。落花生油(台湾では，花生油)はインドや台湾などで生産され使われている。ゴマ油は，インド，東南アジア，東アジアで生産量が多く，焙煎ゴマ油は，日本，中国，韓国で多く生産され，使われている。

　ゴマ油は，揚げ油や炒め油，卓上油(調味料油)としても使われる万能の油である。

　揚げ油は，揚げ物に付着し揚げ物の品質に影響する。そのため，酸化安定性が高く，健康によい油が求められている。ゴマ油はまさにこの2つの要求を満たす油である。

　ゴマ油は一価不飽和脂肪酸のオレイン酸を40％と必須脂肪

酸のリノール酸を40％も含む。リノール酸は必須ではあるが，多価不飽和脂肪酸のため，酸化されやすい。

しかし，注目すべきことは，ゴマ油には抗酸化成分が2種類以上"ビタミンE＋抗酸化リグナン（セサモールまたはセサミノール）"も含まれるので，食用油の中では最も抗酸化力の強い油であり，さらに，健康増進機能が期待されているリグナン類を含む油でもある。

ここでは，ゴマ油が他の油に比べてなぜ酸化安定性が高いかを解いていくことにする。

2 抜群の抗酸化力にもゴマリグナンの力

1．焙煎ゴマ油とゴマサラダ油の抜群の抗酸化力
―Orient type Sesame Oil & Sesame Oil―

ゴマ油の強い抗酸化力はよく知られている。このことは，図5-1，図5-2を見れば抗酸化力の強さが納得できるだろう。図5-1は油を保存したときの酸化度，図5-2は焙煎ゴマ油とゴマサラダ油とコーン油でクルトンを揚げ，保存したときのクルトンの酸化度である。どちらの実験結果からもゴマ油が酸化に強いこと，なかでも焙煎ゴマ油が最も強いことがわかる。

ゴマ油は他の油と同様ゴマ種子から油を搾り，精製している。他の油と違うのは，**2通りの油（焙煎ゴマ油・精製ゴマ油）**

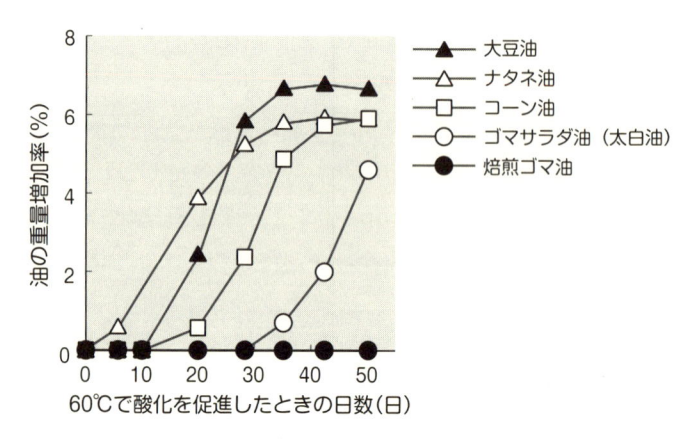

図5-1　保存中食用油の酸化度（重量法）
（福田：日食工誌，**35**，28，1988）

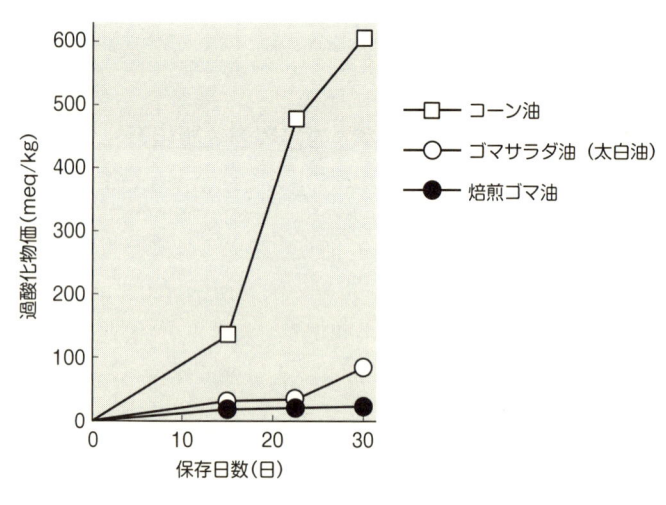

図5-2　3種の油で揚げたクルトンの酸化度
（福田：日食工誌，**35**，28，1988）

を製造していることである。なお，精製ゴマ油は，太白油という商品名で市場に出ている。

ゴマ油といえば，中国料理や韓国料理に使う独特の香りと褐色のゴマ油をイメージする人も多い。この油は古くから東アジア一帯で使っている"Orient type Sesame Oil"（焙煎ゴマ油）である。

もうひとつのゴマ油は香りもなく，色も淡黄色の，主に欧米で使っている**ゴマサラダ油**である。先述したように，日本では，太白油とも呼ばれている。外観や風味からは他のサラダ油と区別がつきにくい。世界ではこの油がゴマ油（"Sesame Oil"）である。

日本農林規格（JAS規格）では表5-1のように純正ごま油，精製ごま油，ゴマサラダ油（生産量は少ない），調合ごま油の4種に分類している。

このJAS規格での名称と市販ゴマ油の品名は必ずしも同じではなく，ゴマ油の種類は消費者には極めてわかりづらいものとなっている。

===== コラム．ゴマ油の商品名 =====

ゴマ油の商品名は，例えば，精製ゴマ油タイプには太白油や純白油，焙煎油タイプには香味油や純正ゴマ油，それに焙煎ゴマ油とゴマサラダ油を混合した淡口ゴマ油，ゴマ油と他のサラダ油（ナタネ，大豆など）を混合した調合ゴマ油がある。

表5-1　ゴマ油の種類と特徴

	焙煎ゴマ油	ゴマサラダ油*	調合ゴマ油
日本農林規格	純正ごま油	（ゴマサラダ油）精製ごま油	調合ごま油
商品名（例）	純正胡麻油，純正香油，胡麻油（濃口・金口・淡口）	太白ごま油，純白ごま油	調合香油（他の油と混合）
製法	炒ったゴマから搾油，数回の静置ろ過と沈殿物除去	炒らないゴマから搾油 精製工程：脱酸・脱色・脱臭	焙煎ゴマ油との混合油が多い
性状	ゴマの芳香，着色，透明	無臭，淡黄色，透明	ゴマ香弱い，淡褐色 ゴマ油は30％未満が多い
抗酸化成分（酸化防止）	セサモリン・セサモール・ビタミンE・褐変成分	セサミノール・ビタミンE	焙煎ゴマ油と調合 セサモリン・セサモール・ビタミンE
健康機能	セサミン・セサモリン	セサミン・セサミノール	セサミン・セサモリン
用途（利用）	万能油・天ぷら・炒め油・調味油・料理の仕上げ油	ドレッシング・天ぷら油・炒め油・マッサージ油	ドレッシング・天ぷら油・炒め油・調味油

＊：研究したときの油。現在の農林規格は精製ごま油

2．リグナンが抗酸化リグナンへ変わるゴマ油の製造工程

　ゴマから油を搾っただけの原油にはリグナンの**セサミン**と**セサモリン**が溶け出る。セサミンは安定であるが，セサモリンは化学変化を起こしやすい。この変化について述べる。

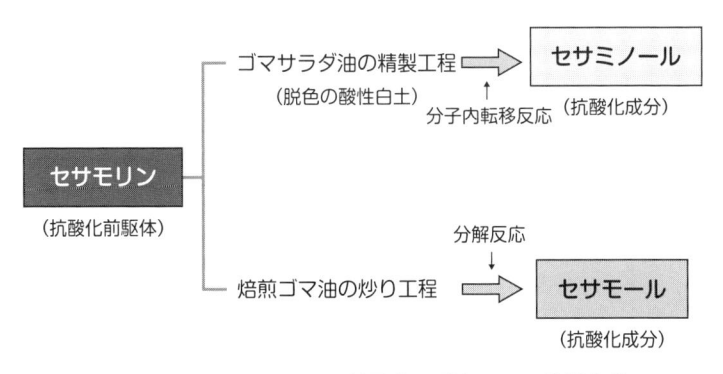

```
                    ┌─ ゴマサラダ油の精製工程 ⇒ セサミノール
                    │      (脱色の酸性白土)    ↑      (抗酸化成分)
                    │                    分子内転移反応
 セサモリン ────────┤
 (抗酸化前駆体)     │                    分解反応
                    │                      ↓
                    └─ 焙煎ゴマ油の炒り工程 ⇒ セサモール
                                                  (抗酸化成分)
```

図5-3　セサモリンから抗酸化リグナンへの化学変化

　そのひとつは，ゴマの炒り工程でセサモリンの一部（10%くらい）が**セサモール**（抗酸化成分）へと変わる分解反応である。

　2つ目は，ゴマサラダ油製造中に起こるセサモリンがダイナミックに化学変化する**転移反応**で，セサモリンから**セサミノール**が生じる（図5-3）。一般の油製造過程では，抗酸化成分は分解または減少する。ところが，ゴマ油は反対に抗酸化成分が生じるか，増加する不思議な油である。それも，2通りのゴマ油で抗酸化性のないセサモリンから別々の抗酸化リグナンが生じる。このような物質を化学で抗酸化前駆体という。

3．ゴマ油の抗酸化力は抗酸化リグナンとビタミンE

　ゴマ油の中には，化学変化で生じた抗酸化リグナンのセサモールまたはセサミノールと，抗酸化ビタミンE（γ型）がある。

　つまり，ゴマ油は2種類もの抗酸化成分"**抗酸化リグナン＋ビタミンE**"によって抜群の抗酸化力を発現している（図5-4）。

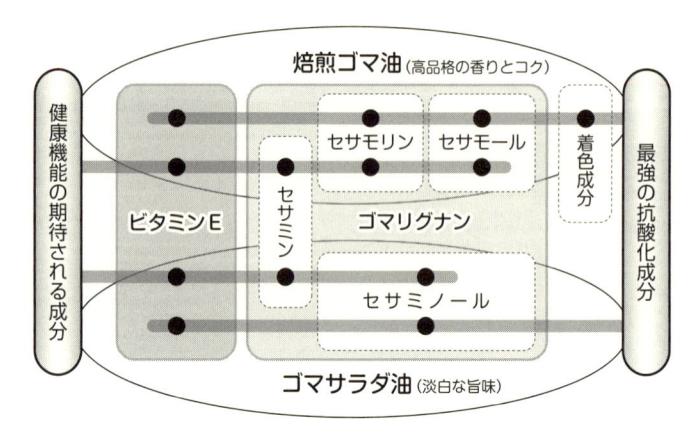

図5-4　2通りのゴマ油（焙煎ゴマ油・ゴマサラダ油）の有用成分

4．ゴマ油とナッツ系油の酸化安定性

　最近，各種ナッツ油やグレープシード油もスーパーで見かける。これら市販油と焙煎油の花生油（落花生），香油（ゴマ）の抗酸化性を調べてみると，マカデミアナッツ油を除いて，ゴマ油とオリーブ油の抗酸化性が高かった（図5-5）。オリーブ油は酸化されにくいオレイン酸が多いためであるが，ゴマ油は2種類もの抗酸化成分が大きく作用しているためである。

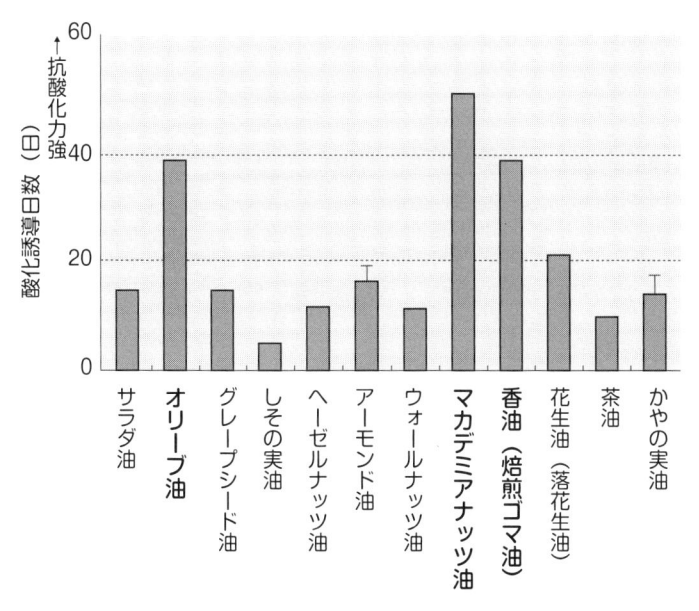

図5-5 ナッツ系油の抗酸化力の比較（重量法）
（福田ほか：名古屋女子大学紀要, **49**, 117, 2003）

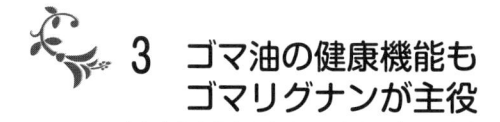

3 ゴマ油の健康機能も　ゴマリグナンが主役

　第1章でゴマの歴史を紐解いてわかったように，ゴマ油は，食用よりも薬用，肌荒れ用のスキンオイルの需要が高かった。
　インドの**アーユルヴェーダ**（伝統医学）でも古代から現在に至るまで，予防・治療に薬用ゴマ油を使っている。

アフリカから西アジア一帯へと伝播したゴマは，東アジアの人々によって強く炒ってから搾油する，焙煎ゴマ油が作り出されたのであろう。

　中国料理および韓国料理は焙煎ゴマ油を抜きにはその特徴が出せないほどの重要な調味料油となっている。しかし日本では，日常的に焙煎ゴマ油とゴマサラダ油も使っている。

　ゴマリグナンのセサミンは油の酸化防止には無力だが，体内の活性酸素の無毒化には，ビタミンEの抗酸化力を増強する。

4　腰が強く，さし油で生き返る不思議な焙煎ゴマ油

目からウロコのサイエンス

　天ぷら屋の職人は，揚げ油の良し悪しを，油の腰が強いとか，力が強いという言葉で表現する。これは，たくさんの種物を揚げたときや何回も使った後でも，種物がからっと揚がる油を意味している。

　江戸の天ぷら屋は焙煎ゴマ油を好んで使っていた。その理由は，何回揚げてもからっと揚がること，さし油（油をつぎ足すこと）によって廃油が出ないことだとされている。

　このように焙煎ゴマ油はフライ（180℃）の熱酸化にも耐える，強い油なのである。

　筆者がその謎に挑戦してみたところ，目からウロコのサイエンスが潜んでいた。焙煎ゴマ油はフライのときに，リグナンの

セサモリンが分解してセサモール（抗酸化成分）が生じる魔法の油だったのである（図5-6）。セサモールは、フライの温度160〜180℃で、2時間に約0.1％油の中に出て、徐々に分解または気化した。

　焙煎ゴマ油は、多くの人が認めているように、油の中では最も抗酸化力が強い。ゴマリグナンとビタミンE、さらに褐変成分メラノイジンの抗酸化補強作用（シネルギスト）によって、油の酸化を防いでいるようである（図5-7）。

　東京の老舗天ぷら屋では、ゴマ油を好んで使い、さし油で廃油をほとんど出さない。これは、まさに、さし油でセサモリン

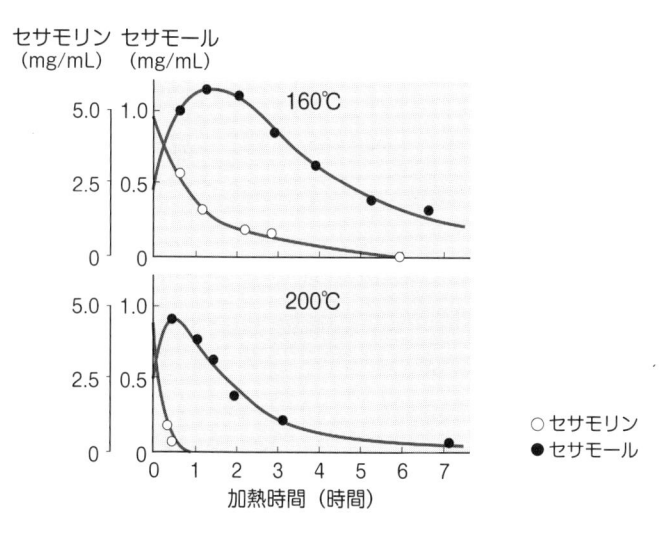

図5-6　焙煎ゴマ油フライ中のセサモリンの分解とセサモールの生成
（福田：日調科誌, **40**, 297, 2007）

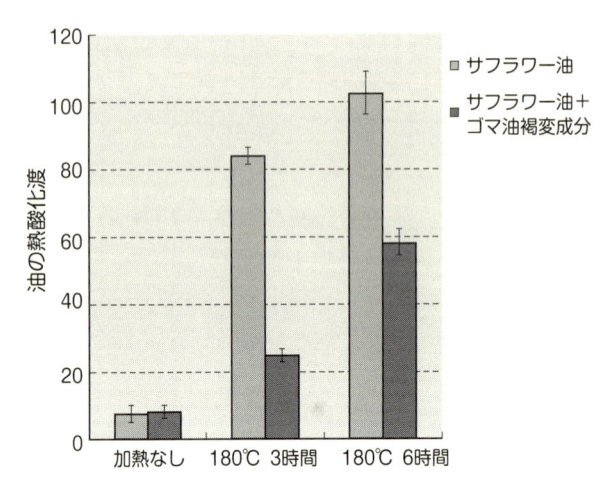

図5-7　ゴマ油褐変成分の添加によるサラダ油の酸化抑制
（福田の実験）

が補給され，セサモールが絶えず生じて，油の酸化（劣化）を防ぎ，何回揚げてもからっと揚がるからである。

　実際に，標準家庭（4人家族）で焙煎ゴマ油を使って6種類の材料を揚げてみると，どの材料の場合もセサモールが生じていて，油の酸化を防いでいた（図5-8）。

　フライや天ぷらの油に焙煎ゴマ油を30％くらい混ぜると香りもよく，からっと揚がると宣伝している。この理由を実験で確かめたところ，揚げ油の30％をゴマ油に変えただけで，加熱前に比べて加熱後の油のほうが，酸化が抑えられているという驚くべき結果であった（図5-9）。

　一方，セサミンは熱にめっぽう強く，分解は少ない。そのた

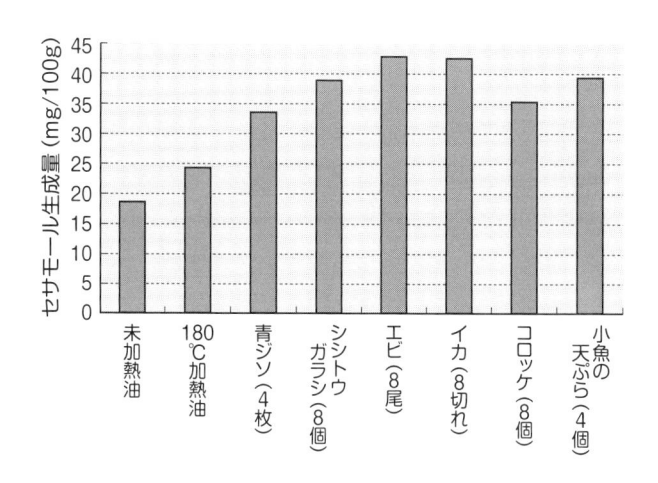

図5-8 ゴマ油の天ぷら中にセサモリンから生成する抗酸化成分セサモール（家族4人分の天ぷら）

（福田：家政誌, **38**, 793, 1987）

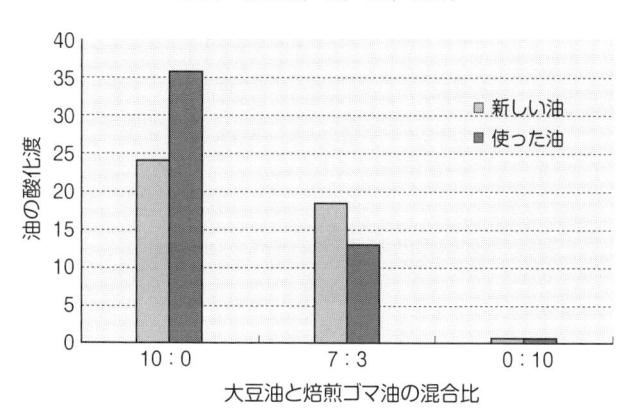

図5-9 サラダ油（大豆油）にゴマ油を混ぜたときのフライ加熱後の油の酸化度（180℃3時間加熱した油）

（福田の実験）

めゴマリグナンの健康増進作用は，揚げ調理に使った油でもほとんど変わらない。

では，ゴマサラダ油の場合はどうだろう。この油でフライすると，製造のときに化学反応で生じたセサミノールとビタミンEが油の酸化を防ぎ，揚げ物がからっと揚がる。

一方，油中のセサミノールとセサミンは熱に強いので，天ぷらとともに体内に入る。ゴマ油はただの油ではなく，抗酸化性が抜群に高く，しかも，健康増進作用も期待される油である。

ゴマ油で揚げたおいしい天ぷらを食べると，知らず知らずのうちにゴマリグナンも体内に入り，健康が増進するというすばらしい油である。

「開けゴマ！」で開いた扉の中の輝く宝は，魔法のゴマ油だったのかもしれない。

5 油酔いしないゴマ油は天ぷら料理店で大人気

フライを食べ過ぎると**胸やけ**することがある。

フライ食品による胸やけや**油酔い**の原因はまだわかっていない。しかし，胸やけなどの生理的な不快感は，同じ油を何度もフライに使ったり，たくさんの材料を揚げる場合に起こりやすいので，家庭の揚げ物よりも市販の揚げ物を食べたときに経験することが多い。この不快な症状は酸化した油で起こりやすい。

フライなどで油が高温（180℃前後）に熱せられると油の熱分解や熱重合が起こる。その結果，脂肪酸が切れ切れに分解して，分子量が小さくなり，気化しやすくなって，不快臭が出てきたり，反対に，脂肪酸が重合して，油の粘度が増し，フライにする食品の水分が蒸発しにくくなり，揚げ物がべとつく。

　不快臭の中には，体の中で酸化を促進する反応性の高い**不飽和アルデヒド**のアクロレインなどの成分もあるので，油酔いや胸やけ，胃もたれなどの症状の原因ともなるだろう。

　油酔いという点からも，焙煎ゴマ油やゴマサラダ油は酸化されにくいので，アクロレインの生成が少なく優れた油といえる。

6　女王のような品格のゴマ油

1．ゴマ油は万能のテーブルオイル

　欧米のゴマに関する論文では，その文章の冒頭に，「Sesame is known as the Queen of oil seed」をよく使う。どうして，ゴマは油糧種子の女王なのだろうか。

　欧米のセサミオイルはサラダ油である。女王のような品格と輝きがイメージされるが，サイエンスの目でみると，抗酸化性が高く，軽く，癖のない油，とでもいえるだろう。抗酸化性を支えているのは，セサミノールとビタミンEである。

　一方，焙煎ゴマ油は，品格ある琥珀の輝きと特有の芳香が宝

石のように輝く，女王のような品格の油である。食卓に置いて，料理に振りかける油（テーブルオイル）としても使える。

2．料理研究家が熟知しているゴマ油の品格

ゴマ油は今や，料理人やシェフが手離せない油となっている。欧米や日本では，高級レストラン，高級料理店，高級天ぷら屋で使われていて，それぞれの店は独自製法の歴史ある製油企業から直接仕入れることが多い。その人気の秘密は，**油の淡白さとほのかな香りとおいしさ**であろう。

ゴマ油は，ドレッシング，炒め油，からっとした揚がり，胸やけや胃もたれしない最高級の天ぷら油として，知る人ぞ知る油なのである。

どの国のどのような料理にもフィットするので，その持ち味を熟知して，料理の仕上げに使っているシェフや料理人は多い（詳しくは第6章参照）。

3．ゴマの炒り加減が創り出す焙煎ゴマ油の無限の世界
―歴代のゴマ油屋と老舗天ぷら屋の絆―

東アジアでは，歴史的にみてもゴマ油といえば焙煎ゴマ油を指す。

焙煎ゴマ油の最大の特徴は，ゴマの炒り加減を巧みに操ると，色と香りの違う油が無限に創り出せることである。これはまさに，東洋の食文化が創り出した芸術的油である（口絵写真2参照）。

その芸術的ゴマ油を江戸の頃から研鑽（けんさん）しながら支えているの

は，日本のゴマ油製造企業である。

　東洋人の慣れ親しんだ風味と琥珀色の高貴な油，それを支える抜群の抗酸化力。この芸術性と科学性が日本を代表する料理，天ぷらを育てたのであろう。

　ゴマやゴマ油のもつ抜群の抗酸化力は，第4章でも述べたように，2種類（抗酸化リグナン，ビタミンE）の抗酸化成分によること，さらに琥珀色の成分も，2つの抗酸化成分を補助して，油の酸化安定性を支えているのである。

　銀座のある老舗天ぷら屋では，「この味を求めてお客さんが来るので，油を変えることはできない」と明治の頃から同じゴマ油屋から購入し，ゴマ油を変えていなかった。ここで驚くのは，時代が目まぐるしく変わっていても，客が来ること，その油を提供するゴマ油企業も磨かれた技術を伝承していることであり，老舗天ぷら屋とゴマ油企業の二人三脚の中に，ゴマ油の品格と品質のよさが隠されているように思われた。

　日本以外の東アジアや東南アジアの国々でも，炒り加減はその国の食文化と密接に関わり，自国料理の特徴と焙煎ゴマ油は深い関係にある。韓国では，自国の焙煎法で製造した焙煎ゴマ油しかゴマ油として認めないというこだわりぶりである（詳細はp.12参照）。この国ではもともと，ゴマをゴマ油屋に持ち込み，目の前で，炒り，搾油器で搾った油を持ち帰っていた（コソハダの味）。

　ゴマ以外で種子を焙煎して油を搾るものには，インドや台湾の落花生油（台湾では花生油），日本や中国のナタネ油（日本では赤水）がある。表5-2はこの2種の焙煎種子油とゴマ油の

表5-2　焙煎種子油の抗酸化成分

油の種類	酸化安定性*	食品・生体内抗酸化成分
一般食用油	＋	トコフェロール その他の抗酸化成分
ゴマサラダ油	＋＋	トコフェロール セサミノール
焙煎種子油 （ナタネ・花生）**	＋＋＋	トコフェロール 未知フェノール類 褐変成分
焙煎ゴマ油	＋＋＋＋	トコフェロール セサモール （セサミノール） 未知フェノール類 褐変成分

＊：酸化安定性は重量法での比較
＊＊：ナタネ油（赤水），花生油（落花生油，台湾産）

酸化安定性を調べ，まとめたものである。この表からもわかるように，油の酸化安定性といい，芳香といい，透明な琥珀色といい，焙煎ゴマ油に肩を並べる油はなさそうである。

4．家庭の常備油ベスト3の第1位はなんとゴマ油

2009年度の植物油に関する主婦調査（実施：一般社団法人 日本植物油脂協会）では，**常備植物油**は多い順に，ゴマ油（75.3％），オリーブ油（67.0％），サラダ油（57.7％）で，2年前の調査と同様であった。ゴマ油とオリーブ油は「風味や香りがよい」「健康によい」が選択の理由であった。

家庭での油の選択にも，万能のサラダ油だけでなく，健康増

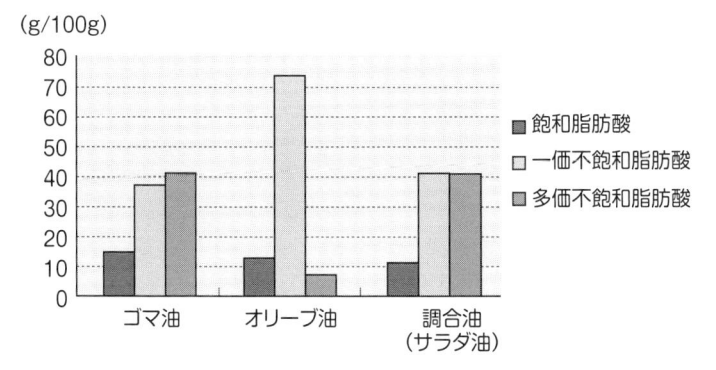

図5-10 家庭の常備食用油3種の脂肪酸の特徴
(一般社団法人 日本植物油脂協会ホームページ)

進機能，おいしさがポイントになってゴマ油とオリーブ油が選ばれたのだろう。ゴマ油は，日本の食文化で培われた洗練されたおいしさと，最近解明されつつある健康増進機能も備えた油で，一般家庭にも認知されていることがうかがえる（図5-10）。

日本人の食事摂取基準の中で，脂肪酸については生体内の作用の違いから，飽和：一価不飽和：多価不飽和脂肪酸の摂取割合として，3：4：3が推奨されている。飽和脂肪酸は加工食品等で摂取できる。また，3種の常備油で一価と多価不飽和脂肪酸をバランスよく摂取できる。

コラム．日本人の健康寿命を平均寿命に近づけよう！

　日本人の平均寿命（life expectancy）は，ここ数年，男性約80歳，女性約86歳（厚生労働省）である。

　厚生労働省は新たに，2012（平成24）年に健康寿命（health expectancy，日常的に介護を必要としないで，自立した生活ができる生存期間）を公表した。それによると男性約70歳（70.42歳），女性約74歳（73.62歳）であった。

　健康で寿命を全うすることは，誰しも願うことであり，国も願っていることである。しかし，現在の平均寿命と健康寿命の差は，男性約9歳（9.13歳），女性約13歳（12.68歳）で，平均すると約11歳にもなる。

　健康で寿命を全うするには，各々の人が，健康を維持することが重要であり，生活習慣病予防のための運動，休養，食生活が基本となるだろう。

　食生活では，栄養バランスのよい食事に加えて，体内の酸化が加速するのを防ぎ，細胞や組織を維持するため抗酸化力の高い食べ物も重要である。

　体内の酸化は日々，少しずつ進むので，毎日，おいしく，無理なく食卓にのぼる食品が好ましいだろう。

　酸化を防ぐ抗酸化力の高い食品は，多数あるが，紀元前から人類の健康維持に貢献してきたゴマも有力候補のひとつであろう。

第6章
料理研究の扉
—— 料理人の感性でみるゴマ

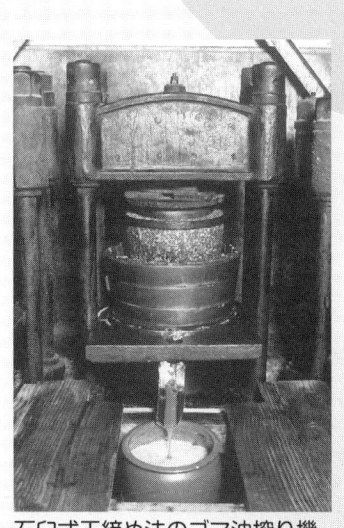

石臼式玉締め法のゴマ油搾り機
(K社)

1　調査からみえてきたゴマ油の姿

1．ゴマ油に太鼓判の老舗天ぷら屋

　料理人の研ぎ澄まされた感性からみえてくるゴマやゴマ油の秘めた力とはどのようなものだろうか。天ぷらを毎日客に振る舞っている天ぷら屋の油へのこだわりはたいへん大きい。

　そこで，20年ほど前に行った，天ぷらの料理人からみた天ぷら油の評価についての質問紙調査の結果を紹介したい。

　対象は，全国主要都市の天ぷら専門店で，電話帳から任意に選んだ。質問紙を発送した251店舗中，107店舗から回答があった。ちなみに，創業が江戸・明治であったのは13店で，戦前（昭和20年以前）に創業した27店を合わせると全体の37.4％にもなり，古くからの老舗が多いことにも驚かされた。

　天ぷらは素材の新鮮な持ち味を天の羽衣のような衣に包み，油で揚げて，衣のサクッとした食感とともに，口の中に広がる素材の風味を味わうという，最高の揚げ物料理である。

　その天ぷらに使う油については1回のみの調査であるが，1種類の油だけを使うよりも，混合して使用している店が多い（68％）ことがわかった。その中でも，2種の油を混合する店が半分近くあった。

　使用される油のうち45.8％がゴマ油であり（図6-1），また，混合する油の種類では，淡口ゴマ油（ゴマサラダ油系）と綿実

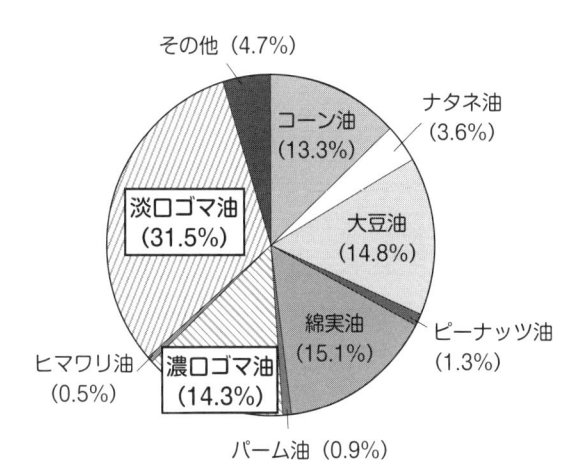

図6-1 天ぷらに使用する油の種類

- その他 (4.7%)
- コーン油 (13.3%)
- ナタネ油 (3.6%)
- 大豆油 (14.8%)
- ピーナッツ油 (1.3%)
- 綿実油 (15.1%)
- パーム油 (0.9%)
- 濃口ゴマ油 (14.3%)
- ヒマワリ油 (0.5%)
- 淡口ゴマ油 (31.5%)

(福田:日本食生活文化調査研究集7,1990)

表6-1 2種混合油の組み合わせ

油の組み合わせ	店数	割合(%)
淡口ゴマ油/綿実油	12	22.6
淡口ゴマ油/コーン油	9	17.0
淡口ゴマ油/大豆油	7	13.2
濃口ゴマ油/大豆油	4	7.5
濃口ゴマ油/綿実油	4	7.5
濃口ゴマ油/淡口ゴマ油	3	5.7
淡口ゴマ油/その他	3	5.7

(福田:日本食生活文化調査研究集7,1990)

油が22.6%,淡口ゴマ油と,今日では少なくなっている**コーン油**が17.0%と多かった(表6-1)。混合するときの一方の油は必ずゴマ油であったことは,注目に値する。

最近の老舗天ぷら屋で使っている油を料理本などから拾ってみると，２種の油を混合している店が90％以上に及び，３種以上の混合は影を潜めていた。混合する油は，ゴマサラダ油と綿実油が圧倒的に多く，ゴマサラダ油と焙煎ゴマ油の混合，１種の油を使う場合もゴマ油か綿実油が依然として多かった。

天ぷら屋への調査を行ってから20年近くになるが，最近の老舗天ぷら屋でも油の種類や混合割合に大きな変化はないようである。調査の回答をいくつか紹介する（図６－２）。

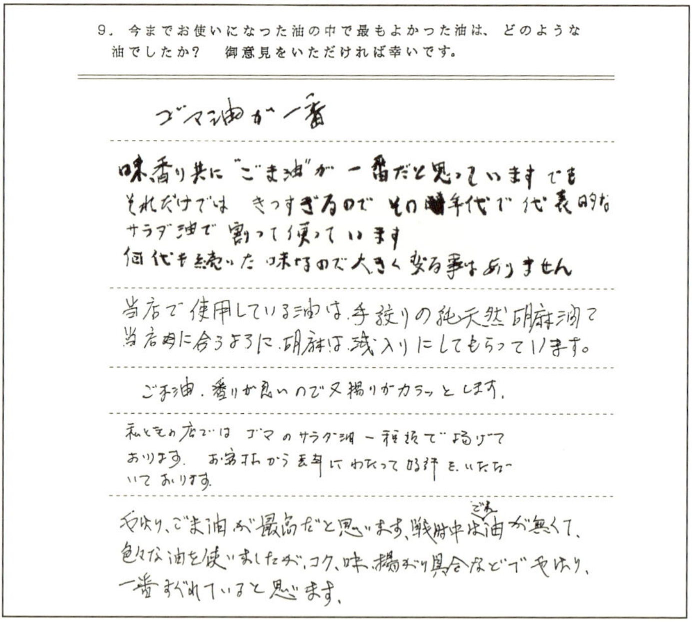
9．今までお使いになった油の中で最もよかった油は、どのような油でしたか？　御意見をいただければ幸いです。

ゴマ油が一番

味、香り共に"ごま油"が一番だと思っています　でも
それだけでは　きつすぎるので　その年代で代表的な
サラダ油で割って使っています
何代も続いた味なので大きく変る事はありません

当店で使用している油は、手絞りの純天然胡麻油で
当店向に合うように、胡麻は浅入りにしてもらっています。

ごま油、香りが良いので又揚りがカラッとします。

私ともの店では　ゴマのサラダ油一種類で揚げて
おります。お客様から長年にわたって好評をいただ
いております。

やはり、ごま油が最高だと思います、戦時中は（ごま）油が無くて、
色々な油を使いましたが、コク、味、揚がり具合などでやはり、
一番すぐれていると思います。

図６－２　天ぷらに使用している油への意見

（福田：日本食生活文化調査研究集７，1990）

天ぷら屋の料理人の，油に寄せる思いが伝わってくるようだ。

2．江戸の料理人はゴマ油にこだわる

歴史的にみると，江戸の天ぷらは焙煎ゴマ油が主流で，素材の持ち味を十分に生かす関西や京料理では，香りのない軽い揚がりの綿実油が基本であり，江戸の天ぷら屋は京都で成功しないといわれている。このように天ぷら油は，地域の食文化と深く関わりながら選択されてきた。

天ぷら油には，揚がりの軽さと腰の強さ（酸化に強い），そして芳香が好まれるので，綿実油と弱焙煎ゴマ油やゴマサラダ油（太白油），ゴマサラダ油と焙煎ゴマ油の混合は理にかなっている。

ところで，油の良し悪しは，油の酸化劣化の影響が大きいため酸化度で評価する。これまで述べてきたように，酸化しにくい油のトップはもちろんゴマ油である。

天ぷら職人の研ぎ澄まされた感性が選んだ天ぷら油はゴマ油であり，筆者が抗酸化力の強さに注目し，その要因を解明した結果と一致した。ゴマ油の強い抗酸化力は，化学的にも，料理人の実体験からも証明されたことになった。

東京では江戸文化の流れで，ゴマの炒り加減までこだわった天ぷら油を選別している店や，創業以来，油の銘柄を変えない店もあり，ゴマ油製造会社と天ぷら屋は，古くから密接に関係していることもわかった。

2 料理人の研ぎ澄まされた感性が語る ゴマとゴマ油の姿

料理の主役を引き立てる名脇役

　ゴマやゴマ油を自由自在に使いこなしている料理研究家や主婦は多いが，一番手は料理人だろう。

　筆者が耳にしたり，料理本などで目にとまったものを書きとめた『ゴマ・ゴマ油の秘伝とサイエンス』や一流料理人の断片的な言葉から，ゴマやゴマ油に秘められた力を垣間見ることができる。

　例えば，「ゴマ，ゴマ油は料理の主役ではない。主張しすぎず，全体を引き締める役」「ゴマ油は，揚げる，炒める油から，調味料として，香りとして，照りを出すなど多面性をもっているので，使い方しだいで料理が生き生きしたり，しぼんだりする」など，日々，ゴマやゴマ油の特徴を肌で受け止めている料理人ならではの感性からほとばしり出た言葉は感銘深い。

1．料理人が感じ取るゴマ油の顔

　では，料理人が感じ取っているゴマ油の「顔」とはどのようなものだろうか。

(1) ゴマサラダ油

　・軽くさっくりした味わい

　・甘味があり，上品で丸い油

　・上品でしかも旨味がある

- 上品な味わい
- ケーキの生地に使っても，酸化臭がなく，卵やバニラ等の素材の持ち味が邪魔されない

（2） 焙煎ゴマ油
- 香りとコクを生かす油
- からっと揚がり，香りにも味にも油っぽさがまったくない
- 低温で使うと上品なコクや旨味が出る
- 120℃から甘い香りが立ち始める
- 高温ではゴマの香ばしい香りが生きている

2．素材の持ち味，料理の味わいとゴマ・ゴマ油

ゴマにもゴマ油にもまだまだ「顔」がある。
- 素材の持ち味をさらに高め，素材の味をクリアに引き出す
- 素材のもつ旨味を逃がさず包み込む力がある
- ほんの少し加えるだけで料理の味わいを引き立てる
- 素材の持ち味を引き立てる切りゴマ，ひねりゴマ

料理人の研ぎ澄まされた感性からみえてくるゴマ，ゴマ油の秘めた力は大きい。秘めた言葉の中には，今後，解明すべき調理科学の課題も見え隠れしている。

本章の出典は，『ごま油の四季』総集編3冊（1986-2008，竹本油脂株式会社ごま油事業部，非売品），大和学園理事・京料理研究家の仲田雅博氏やてんぷら店主との話，料理関連誌などである。

〈西アジアの代表的白ゴマペースト料理〉

1. MOUTABAL（ムタッバル）
   ゴマペースト入りなすのディップ（なすとゴマのピューレ）
   焼きなすをつぶしたものにゴマペースト，にんにく，青唐辛子レモンジュースなど加えた料理
2. HUMMUS（HOMOS, HOUMOUS）BI THAHINA（ホンムス ビイ タヒィーニ）
   ヒヨコ豆（エジプト豆）の水煮とゴマペースト，レモンジュース，塩，コショウを混ぜてペースト状として，パセリのみじん切りを飾る
3. SESAME SAUCE（TAHINA）ゴマソース
   ゴマペースト（1C），レモンジュース（1/2 C），水（1/3 C），松の実（1C）と香辛料（にんにく，コショウ，パセリ，クミン，オリーブオイル）を混合する。
4. HALVA（ヘルバ）ゴマペーストのお菓子
   タヒーナ（ゴマペースト）と気泡化した砂糖，ココア，ピスタチオなどを混ぜて作った代表的菓子

（アラブ料理研究家中野暁子氏のレシピ，重光綾子氏らのアフリカ・アラブ料理集より）

〈韓国のゴマ料理例〉

1. お粥：黒荏子粥（フクイムジャジュク）黒ゴマのお粥，滋養食
2. ゴマ汁：荏子水湯（イムジャスタン）水炊き鶏肉や炒め肉団子，衣がけ野菜などに冷えたゴマ汁をかける。ゴマ汁麺など
3. ケヨッカンジョン：ゴマおこし
4. 黒荏子茶食：黒ゴマで作った落雁風菓子
5. 調味油：ナムル，ビビンバ，クッパ（スープ）
6. プカク：ゴマ油の唐揚げ
7. ケキョンダン：表面にゴマをまぶした団子

第7章
ゴマはどこから輸入するの？
―― 世界のゴマ事情と日本人のゴマへのこだわり

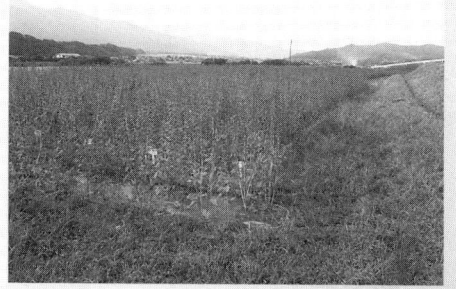

長野県駒ヶ根「元気プロジェクト」のゴマ畑

1 輸入ゴマにたよる日本の食卓

生産を担う発展途上国

ゴマは食材であるとともに，**油糧種子**，すなわち，油の原料種子でもある。

『オイル・ワールド年報』(2011)によると，世界のゴマ生産量は，1980年頃の年間約200万tから，最近は，350〜380万t前後へと，30年間で約1.9倍になっている（図7-1）。

主な生産国は，**インド**（約73万t），**ミャンマー**（約62万t），**中国**（約61万t），**スーダン**（約33万t）で，昔から栽培している国々であり，搾油量も多い。この4か国で世界生産量の60％以上を占めている（図7-2）。

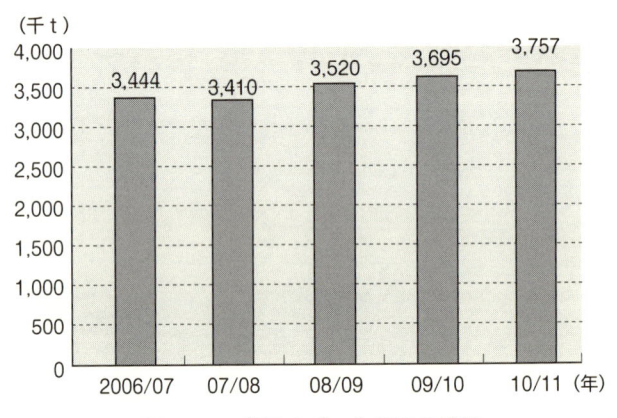

図7-1 世界のゴマ生産量の推移
（オイル・ワールド年報2011）

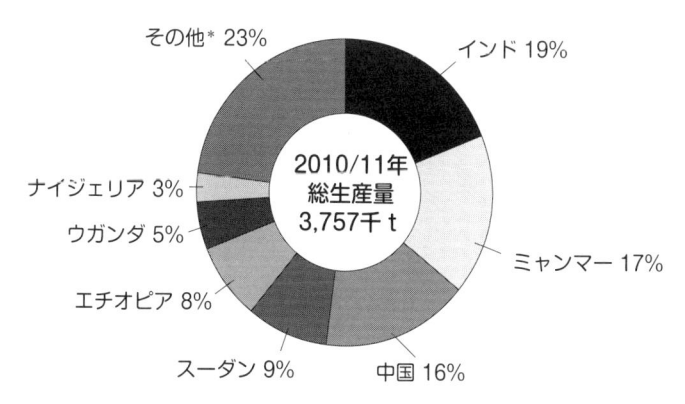

図中:
- その他* 23%
- インド 19%
- ナイジェリア 3%
- ウガンダ 5%
- エチオピア 8%
- スーダン 9%
- 中国 16%
- ミャンマー 17%
- 2010/11年 総生産量 3,757千t

＊：その他は，南米，アフリカ，東南アジア，西アジアなど

図7-2　世界のゴマの国別生産量
（オイル・ワールド年報2011）

　その他の生産国は，北および中央アフリカ，南米，東南アジアである。アフリカ産は平均して油分が多く，搾油原料に適している。アフリカや南米にはゴマ食文化はなく，換金作物として生産している国も多い。

　ゴマ輸入国は，中国（約39万t），日本（約17万t），トルコ（約10万t），韓国（約8万t）で，生産量の1/3が流通していて，2/3が自国消費である。

　中国はもともと輸出国であったが，自国にゴマ食文化があること，生活レベルが向上したことから，2006年に世界一の輸入国となった。

　日本の輸入量は1981年の約6万tが2007年には約17万tへと，3倍近く増えている（図7-3）。主な輸入元は，ナイジェ

(千t)

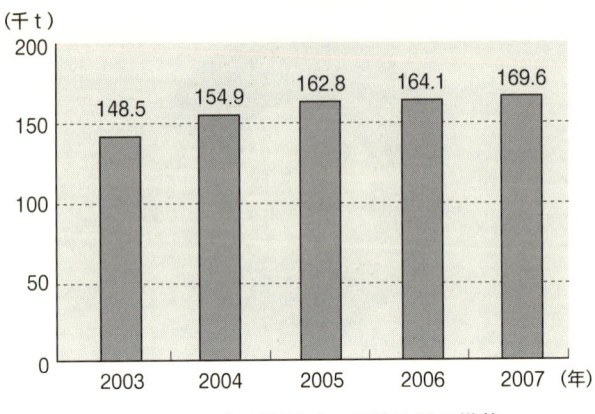

図7-3　日本の原料ゴマの輸入量の推移
(財務省通関統計資料)

2003: 148.5 / 2004: 154.9 / 2005: 162.8 / 2006: 164.1 / 2007: 169.6

リア,タンザニアなどである(図7-4)。

輸入ゴマのうち,食品用が約7.7万t(約45％),搾油用が約9.4万t(約55％)で,精製される油は約4.5万tになる。

国民1人当たりの平均年間消費量は,食品ゴマで670g,ゴマ油で350gとなり,**1日に(ゴマとして)小さじ1～2杯**食していることになる。

最近では,ゴマ油をベースにした「食べるラー油」なども消費量を高めている。

いずれにしても,健康志向の高まりとそれを証明する科学的研究の発展,さらに美味追求の風潮の中で,ゴマに注目が集まっていることは確かである。

世界を眺めてみると,どこの国も,ゴマは主要作物でも主要油糧種子でもないが,**根強い一定の需要がある**。その背景に

その他*
13%

ミャンマー
7%

グアテマラ
8%

パラグアイ
10%

ブルキナファソ
15%

ナイジェリア
30%

2010年
総輸入量
161千 t

タンザニア
17%

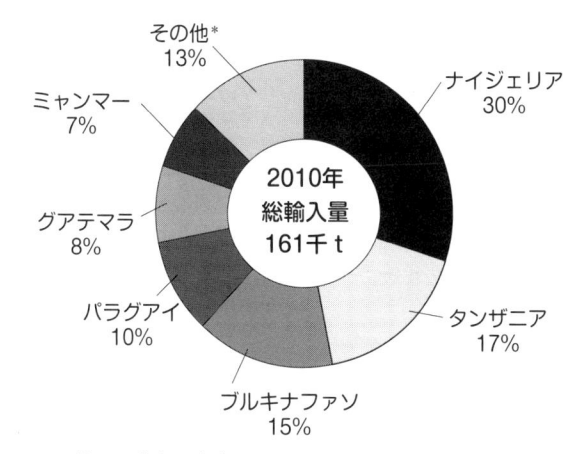

*：その他は，南米，東南アジア，アフリカ，西アジアなど

図7-4　日本のゴマの国別輸入量

（財務省通関統計資料）

は，ユーラシア，インド大陸，さらに中国，韓国，日本におけるゴマ利用の長い歴史があるからだろう。

　なお，残留農薬については，ポジティブリスト制度（食品衛生法で規定）に基づいており，指定農薬などの残留量が基準を超えている場合はもちろんのこと，リスト外の農薬などが微量でも検出されると輸入や販売が禁止される。輸入ゴマも輸入の時点でこの制度が適用されているので，輸入ゴマを使った市販ゴマ製品は安全といえよう。

2 国産ゴマはどうなったの？
ゴマ栽培の現状と課題

　食品に「国産」と表示されると一般に値段が高い。なかでも日本産のゴマやゴマ油は輸入ゴマの5～10倍にもなっていて，価格差が非常に大きい。

　その大きな理由は，ゴマ輸入元には発展途上国が多く，比較的安価な労働力で栽培できるからであろう。ゴマは実が小さいためごみとの選別作業がとても重要であり，人力に頼るところが大きいのである。

　また製品についていえば，どこの会社でも工夫しだいで他社とは一線を画す高品質のゴマ製品やゴマ油を創り出すことができるため，「手しぼり」「釜炒り」「薪でていねいに」といった宣伝文句からもわかるように，製品に手間をかけて，おいしくしていることなども値段を高くしている要因である。

　日本国内では，近年，地域おこしの中で，ゴマ栽培の機運が高まっている。1955年（昭和30年）には年間6,400 t だった生産量が，その後，ほとんど生産されなくなり，最近の栽培ブームで，ようやく統計上は100 t 程度であるが，統計に出ないゴマ栽培グループも全国的に増え，数百 t にはなると思われる（図7-5）。

　鹿児島県および茨城県は栽培が盛んで生産量も多い。最近の地域おこしによるゴマ栽培は，関東，中部，近畿，中国，四国，九州地方に及び軌道に乗りつつある。全体的には金ゴマが

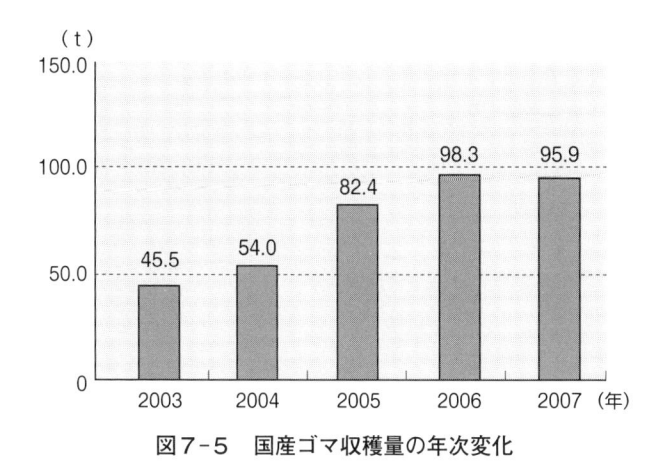

図7-5 国産ゴマ収穫量の年次変化
(農林水産省資料)

- 2003: 45.5
- 2004: 54.0
- 2005: 82.4
- 2006: 98.3
- 2007: 95.9

多いが,黒ゴマは,長野県駒ヶ根市や国産高リグナン種「まるえもん」(岩手県,鹿児島県など)で栽培されている。

一方,国内でのゴマ栽培には問題点も多い。それは,種まきや収穫などの作業に機械化が進んでいないことである。収穫後の販売ルートもあまり充実しておらず,地産地消ネットワークの利用も含め,販売網の構築が今後の課題として挙げられるだろう。

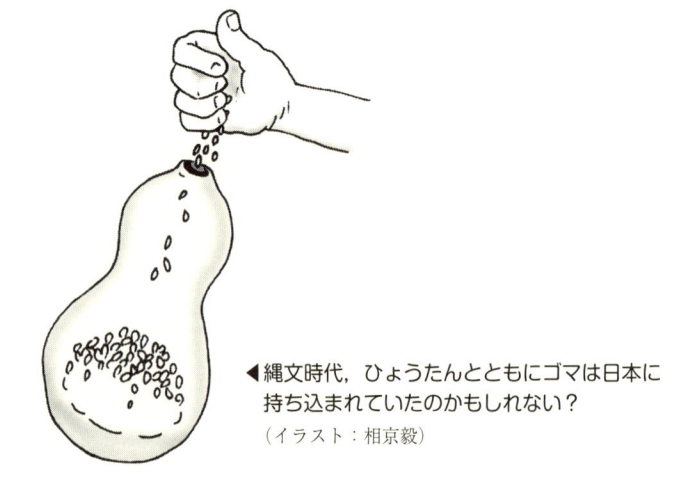

◀縄文時代，ひょうたんとともにゴマは日本に持ち込まれていたのかもしれない？

（イラスト：相京毅）

第8章
まだまだ開くゴマの扉
──新たな食品開発を目指して

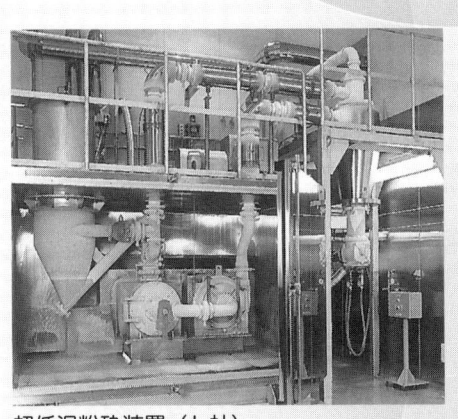

超低温粉砕装置(L社)

1 これまでの研究をベースに新展開

1．ゴマ研究は日本から広まった

　ゴマの健康増進機能の科学的研究は，30年ほど前に日本でスタートした。その後，栄養学だけでなく，**食品学**や**生化学**，**栽培植物学**など広範な研究分野で横断的に研究や開発が進んできた。

　ゴマは，紀元前から健康によい貴重な食材であると知られていたにもかかわらず，調味料的な使い方や，搾油後の粕が飼料としてしか評価されていないなど，その利用は十分とはいえなかった。

　ゴマリグナンの健康機能が市民に広まるにつれて，ゴマの需要も拡大し，多様なゴマ製品が市場に出まわったが，炒りゴマ，すりゴマ，ゴマペーストを応用した商品の開発が主流であった。

　一方，従来のリグナン量の約2倍の高リグナンゴマ品種が，独立行政法人 農業・食品産業技術総合研究機構 作物研究所で開発され，農家での栽培も始まっている。国産ゴマ栽培の盛り上がりと相まって，新品種の栽培拡大も期待されている（図8-1）。

　ゴマの研究と食品開発に関する今後の課題として次のことが考えられる。

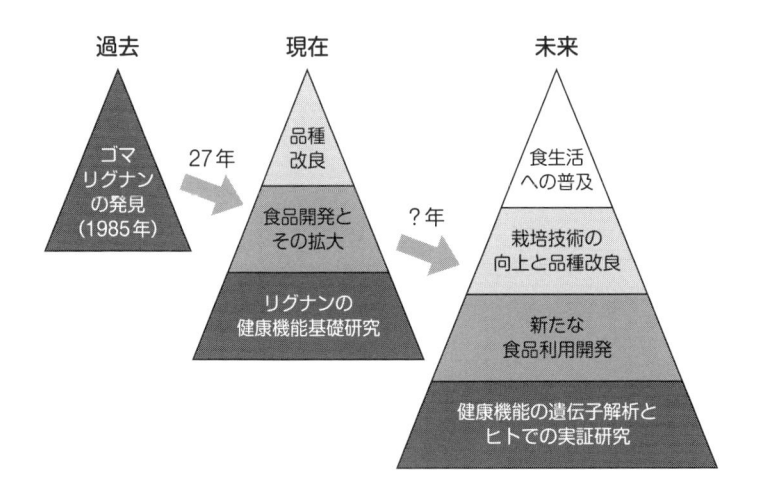

図8-1　ゴマ研究の歴史と展望

① ゴマリグナン類の健康機能は，基礎研究の段階はある程度認められている。しかし，ヒトが摂取した場合の研究や，ゴマを多く摂取する地域の健康度などの疫学調査，解決すべき問題はたくさんある。
② 食品開発では，従来の食品加工をもとにした用途の拡大はもちろんのこと，利用度の低いセサムフラワーの利活用など，科学技術を駆使した製品が望まれる。
③ ゴマは，現時点では輸入が100%に近い食材である。国産ゴマ栽培の促進と品種改良，栽培技術の開発が急がれる。
④ 食生活への普及には，継続して食べるための，料理や食品開発が望まれる。そのための食育教材化も必要である。

2．炒りゴマ，すりゴマ，そしてペーストゴマ
―用途が飛躍的に拡大した微粉化ペーストゴマ―

　ゴマといえば，炒りゴマ，すりゴマが大半で，これらをいかにおいしく食べやすくするかが食品開発の中心であった。しかし，最近の**微粉砕化技術**によって，均質で，油分の分離しにくいペーストゴマなどの開発が進んだ。このような加工素材は，ほかの食材との混合が可能で，パン，菓子類，ドリンクへと，ゴマの用途は著しく拡大するだろう（図8-2）。

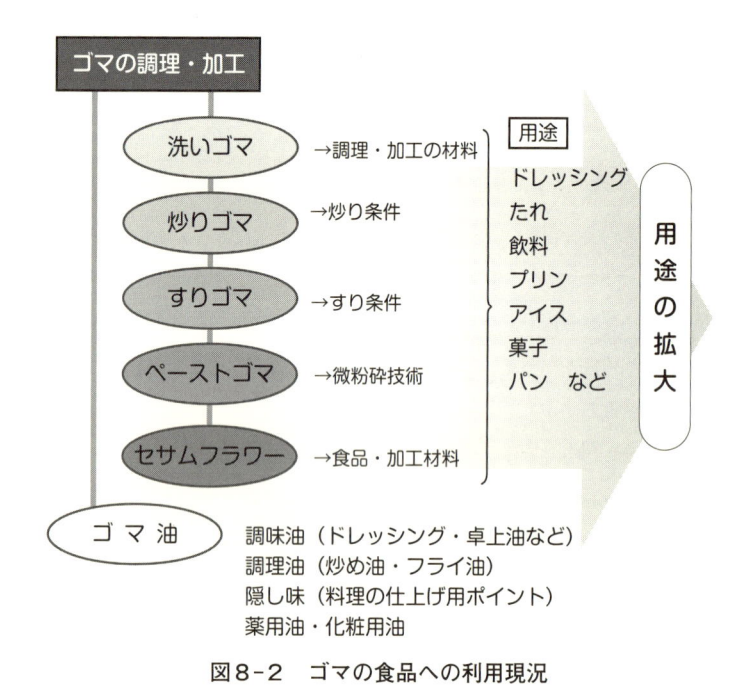

図8-2　ゴマの食品への利用現況

3. 脇役食材から主役食材へ
―セサムフラワー・超低温微粉砕ゴマへの期待―

搾油後の脱脂粉（**セサムフラワー**）は，たんぱく質，食物繊維，ゴマリグナンを含む未利用有用食材である。

種子の超低温（－100℃以下）微粉砕粉状製品は，他の食材との混合が容易である。問題は，**ゴマたんぱく質**の溶解性がアルカリ側のため，加工食品化や分離たんぱく質の利用が難しいことである（太田）。

（1） 日本伝統の発酵食品とセサムフラワーの複合化

日本の伝統食品には微生物の力を利用した発酵食品が多く，古くから地域で継承されている微生物も多い。

特に，日本は麹菌の宝庫であり，気候風土が育んでいる地域の麹菌が多数存在する。伝統的発酵食品とセサムフラワーの複合発酵食品の開発は緒に就いており，製品として見かけるようになってきている。

筆者は，東京農業大学小泉幸道教授と共同で，ゴマと大豆の複合食品化を目途に味噌や醤油，ゴマとコメを原料とする酢などの発酵調味料化を目指して麹菌の選択や発酵条件などを検討している。その結果最近，これら発酵食品実用化の目途もついてきた。その一部を紹介する。

① 味噌の場合，図8-3は，米麹とセサムフラワー麹（4：1）を使って，大豆を3か月間熟成したセサム麹味噌の抗酸化性を調べた結果，従来の米麹味噌や米麹セサムフラワー（大豆の20%）味噌よりもセサム麹味噌は抗酸化性が高

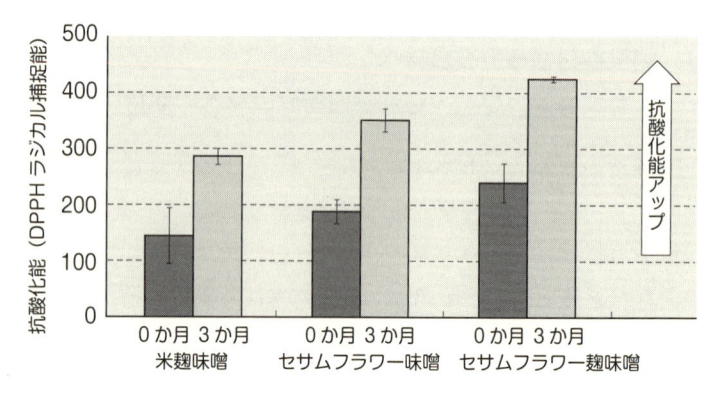

(注) 縦軸は味噌様発酵食品 100g あたりの抗酸化能を表す

図8-3 味噌様発酵食品の熟成による抗酸化能（DPPHラジカル捕捉能）の向上

(高崎ほか：日本醸造協会誌, 105, 749, 2010)

く，コクのある味噌となった。

② 醤油の場合，セサムフラワー麹を利用した場合（セサムフラワー麹：醤油麹＝1：5，6か月熟成）としなかった場合を比較すると，図8-4の官能検査の総合評価からわかるように，セサムフラワーよりも，麹にしたほうが有意に評価が高く，抗酸化力も強く，コクのある醤油となった。

（2） 最新バイオテクノロジーによるゴマの新たなる資化

セサムフラワーには，ゴマたんぱく質や少糖，食物繊維，健康機能の期待される配糖体型ゴマリグナン，ミネラルなどが含まれているので最新の技術，バイオリアクター各種の酵素を利用すれば，酵素分解で有用な成分を分離抽出し，利活用でき

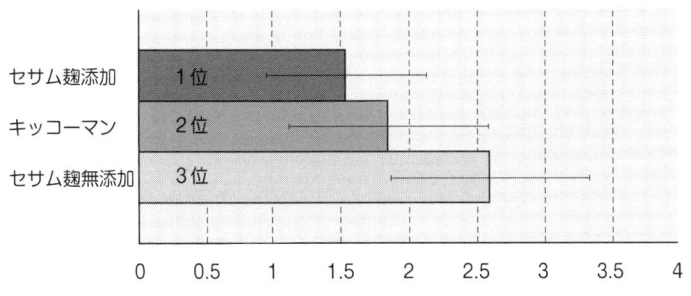

(注)嗜好試験の総合評価順位。数字は総合評価の好ましい順

図8-4 セサム麹を添加して熟成した醤油の官能検査

る。特に機能性の高い配糖体型リグナン類から効率的にリグナン類を分離できると考えられる。

4. 発芽ゴマ, ゴマ植物, 収穫後の植物殻の利活用

ゴマ発芽体やゴマ葉には人体に有用な**フェノール類**やアミノ酸が多く,研究や利活用も進みつつある。天然アミノ酸のひとつで,神経伝達物質として機能しているγ-アミノ酪酸(gamma-amino butyric acid：GABA（ギャバ））の,「ごまぞう」における発芽とギャバ量の関係を図8-5に示した。

また,収穫後のゴマ植物廃棄物のコンポスト化（堆肥化）は長野県駒ヶ根市で取り組まれている。

以上のように科学技術を駆使することにより,まだまだ新しい食品が生まれるだろう（表8-1）。

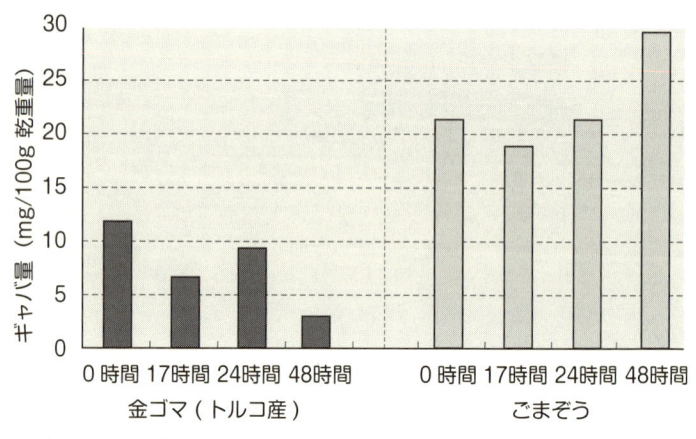

(注) ごまぞう（高リグナン種）はもともとトルコ産金ゴマに比べ，ギャバ含量は多いが，流水発芽48時間後にはさらに増加し，約1.5倍になった。

図8-5　高リグナン栽培種「ごまぞう」の発芽とギャバ量

（長島万弓ほか：調科誌, **38**, 455, 2005）

表8-1　ゴマを利活用した食品開発への展望

1. 高品質・高機能ゴマ油の開発
    ―食用・医薬用の健康効果の高いゴマ油
2. 超低温微粉砕化技術による焙煎ゴマ粉砕物の食品利用
3. セサムフラワー（搾油後の粕）の調理加工への利用
    ―食品（パン，菓子など）への混合，発酵食品化等
4. バイオテクノロジーによる機能性ゴマリグナンの分離利用
5. 種子に内在する未知機能の資源化
6. ゴマ植物の利用
7. 種子の安定的供給先の確保（海外・国内）

（並木満夫編著：ゴマ―その科学と機能性, p.118（崔），丸善プラネット, 1998）

第9章
ゴマは心を育む食育の種子(タネ)
―― 種まきからすり鉢料理まで

素人が栽培したゴマ

1 食育教材としてのゴマ

「**食育**」という言葉がいろいろな場面で見聞きされるようになり，国民の食育への関心も高まっていることがわかる。

食育は，食の教育であるから，教育効果が得られるように組み立てることが大切である。そして，食育には，各人の健康を目的とした栄養教育を超えて，人間が食糧を分け合って生きることの原点に立ち戻った教育としての役割もある。

食育推進の方法も多々あるが，食育のツールとしての食材も数多くあり，ゴマもそのひとつである。

ゴマは，第2次世界大戦前までは自家用も多く，身近な作物であったが，現在は輸入ゴマの製品が主流となり，ゴマ栽培は激減した。最近，地産地消が盛り上がり，各地でゴマ栽培が復活しつつある。

食育への活用の理由には，次のようなことが挙げられる。

① **栽培が容易**であり，種まきから収穫まで約5か月間（通常5月から9月）と短く，成長過程，収穫精選など食育活動のしやすい時期である。
② 収穫後のごみ未熟種子との選り分けも単純作業である。
③ 調理は，炒って，するだけの危険性は少ない。
④ 古くから日常的になじんだ香りと味の食材である。
⑤ **食中毒**などの危険がほとんどない。

1．ゴマの食育教材の試み
―5月から9月までで完結する身近な食育教材―

ここではゴマを，栽培から収穫，調理して食べるまでの食育の教材として取り上げてみる。

(1) ゴマ植物の特徴

ゴマは畑作物である。生育地域は亜熱帯から温帯さらに亜寒帯近くまでと広範囲である。北限は岩手県あたりである。乾燥に強く，栽培しやすいが，強酸性土壌は不適である。

(2) 種まきから収穫・乾燥・精選

まずは，土作りや肥料を学ぶ。

種まきは5～6月，収穫は8～9月で，約5か月間である。その間，成長に伴う観察を行い，収穫・乾燥・精選へと進む。

地表から2cmくらいの深さに種をまくと約5日で発芽する。10cm程度のときに間引き，20cm程度でもう一度間引く。

種まきから約5週目で開花するので，その後，草取りや開花結実の観察を行い，15週目くらいで収穫する。十分に乾燥させ，ゴマとごみの分別を行った後，水洗し乾燥させる。

(3) 調理と試食―調理は簡単，食べておいしい最高の教材―

精選したゴマをフライパンで数分炒ると，ゴマの香りがしてきて，食べたい衝動にかられるだろう。それをおにぎりにしてほおばったり，すり鉢ですって，地場野菜のゴマ和えにして試食できる。「協力して，種から育てて，実ったゴマを精選し，調理してみんなで食べる」この一連のプログラムは，食育モデルとなり得るだろう（図9-1）。

段階	月	作業・観察
畑準備		・畑に肥料を入れ，畝(うね)をつくる
種まき	5月	・種は20cmの間隔で，4～5粒を2cmの深さの穴に入れる ・4～5日目発芽する
間引き(草取り)	6月	・しっかりした株のみ残す ・成長の様子を観察
(草取り)	7月	・花が咲きはじめる ・下から実がつく
収穫・乾燥・脱粒・精選	8月	・種まきからおよそ100日目でさやが褐色となり，下からはじけてくる ・10本くらいにたばねて収穫
	9月	・日陰に立てかけ乾燥 ・逆さにして振って種を落とす ・篩(ふるい)でゴマを分ける ・洗って水分を拭き取る
調理・試食		・炒りゴマの調理： 　フライパンに重ならないくらいに入れ，ゆすりながら弱火～中火で炒る。数粒ハネたら火から降ろし，そのまま約10分おく ・すりゴマの調理： 　すり鉢に入れ，する。すり過ぎるとペースト状になる

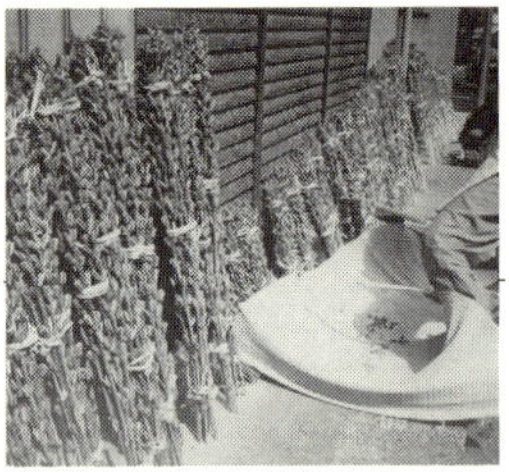

農家のゴマ乾燥風景

図9-1　種まきから収穫，精選までの観察と作業

2．世代間交流の食材ツール
―体験豊かな高齢者と子どもをつなぐゴマ―

　地域のつながりの希薄化がいわれてから久しいが，高齢者と若い世代をつなぐ重要なツールに食育がある。

　筆者がかかわるものに，無縁社会から多世代交流社会の構築を目標に設立された世代間交流学会がある。活発な研究や実践，人材育成活動を展開している（草野ら）。これまで，家庭の中で行っていた生活を通しての次世代への伝承を，施設や地域で行う基盤ができつつある。そのツールの一例としてゴマを育て，調理して食べるまでのプログラム（仮）について述べてみる。

　ゴマの調理が食育ツールとして適する理由は，老齢者が日常的に調理していたものであること，極めて安全な調理道具「すり鉢とすりこぎ」で調理できること，すると漂うゴマの香りは特徴的であり，過去の記憶を呼び起こす。この一連の行動は，脳科学の知見からみると，記憶を呼び戻し，脳を活性化する。さらに，子どもたちに教える中で得られる充実感は，計り知れない。

参 考 文 献

1. 小林貞作：ゴマの来た道，岩波書店，1986
2. 並木満夫，小林貞作編：ゴマの科学，朝倉書店，1989
3. 並木満夫編著：ゴマ―その科学と機能性，丸善プラネット，1998
4. 並木満夫，福田靖子監修：健康食・からだになぜいいの　ゴマ，NHK出版，2000
5. ふくだやすこ，かつたますみ編，たざわちぐさ絵：ゴマの絵本，農文協，2004
6. M. Namiki：The chemistry and physiological functions of sesame, Food Reviews International, **11**(2), 281-329, 1995
7. M. Namiki：Nutraceutical Functions of Sesame: Review, Critical Reviews in Food Science and Nutrition, **47**, 651-673, 2007
8. M. Namiki：Sesame for Functional Foods, Functional Foods of the East CRS Press, 2011

〔第1章〕

9. 中尾佐助：栽培植物と農耕の起源，岩波書店，1966
10. 山崎峰太郎：香辛料Ⅲ．胡麻，エスビー食品，1976
11. 河瀨眞琴：農業および園芸，**69**，96，1993
12. 河瀨眞琴：セサミニュースレター，**4**，5，1994
13. 長澤和俊：シルクロードを知る事典，東京堂出版，2002
14. 間野英二，堀川徹編：中央アジアの歴史・社会・文化，放送大学教育振興会，2004
15. 安田喜憲：古代日本のルーツ　長江文明の謎，青春出版社，2003
16. 石毛直道：東アジアの食事文化，平凡社，1985
17. 江蘇新医学院編：中薬大辞典，p.2388，上海人民出版社，1977
18. 丹波康頼撰，槇佐和子訳：医心方　30巻　食養篇，筑摩書房，1996

19. 人見必大，島田勇雄訳注：本朝食鑑 1 ，平凡社，1976
20. 津金昌一郎編：食の文化フォーラム 28　医食同源,ドメス出版，2010
21. 深津正：ものと人間の文化史 50　燈用植物，法政大学出版局，1983
22. Bhagwan Dash：Massage Therapy in Ayurveda, Microtech, Advance Printing Systems Ltd.New Delhi, 1992
23. アーユルヴェーダ研究会監修：入門　アーユルヴェーダ，平河出版社，1990
24. 丸山博監修：インド伝統医学入門—アーユルヴェーダの世界，東方出版，1990
25. 武田珠美ほか：日調科誌，**29**，281，1996
26. 佐藤恵美子ほか：食の科学，**225**，56，1996
27. 週刊朝日百科：世界の食べもの，朝日新聞社，1980-1982
28. 日本の食生活全集，農文協，1993
29. 日本中近東アフリカ婦人会編：アフリカ・アラブの料理，日本中近東アフリカ婦人会，1990
30. アンドリュー・ドルビーほか，今川香代子訳：古代ギリシア・ローマの料理とレシピ，丸善，2002
31. 阿部芳郎：油しぼり ろうしぼり，清光，1985

〔第 2・3 章〕
32. 石井裕子ほか：日調科誌，**33**，372，2000
33. 津金昌一郎編：食の文化フォーラム 28　医食同源,ドメス出版，2010
34. 並木満夫：ゴマの科学　ゴマ研究の新展開．食の科学，**218**，1-38，1996
35. 並木満夫：ゴマの科学　機能性研究の新展開．食の科学，**334**，4-34，2005
36. 長島万弓ほか：日食科工，**46**，382，1999
37. 福田靖子：日調科誌，**40**，297，2007

〔第4章〕
38. 武田珠美ほか：家政誌, **48**, 137, 1997
39. 浅野由賀, 竹井よう子：家政誌, **45**, 279, 1994
40. 竹井よう子：家政誌, **39**, 803, 1988
41. 竹井よう子ほか：日食工誌, **43**, 40, 1996
42. 伏木亨：コクと旨味の秘密, 新潮社, 2005

〔第5・6章〕
43. 福田靖子：家政誌, **38**, 793, 1987
44. 福田靖子ほか：日食工誌, **35**, 28, 1988
45. 福田靖子：食品と開発, **32**, 11, 1999
46. 小泉幸道ほか：日食科工, **43**, 689, 1996
47. 福田靖子ほか：日食科工, **43**, 1271, 1996
48. 福田靖子：日本食生活文化調査研究報告書, **7**, 1990
49. 平野雅章：醤油・天麩羅物語, 東京書房社, 1979

〔第7〜9章〕
50. 高崎禎子ほか：醸協, **105**, 749, 2010
51. 長島万弓ほか：日調科誌, **38**, 455, 2005
52. 古沢典夫ほか：雑穀取り入れ方とつくり方, 農文協, 1976
53. 草野篤子ほか：世代間交流学の創造, あけび書房, 2010
54. 太田尚子：New Food Industry, **33**, 50, 1991

あとがき

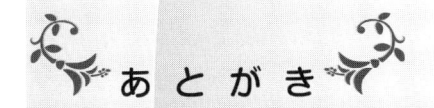

まだまだ開く"ゴマの扉"

　ゴマは，古代エジプト文明の頃から重要な油糧作物として，種子はもちろん，その油は灯火用，薬用，スキン用など食用以外の用途のほうが重要であった。

　中国を起源とする本草学でもゴマは穀類の仲間で重要視されていた。しかし，時代とともに多くの食用作物は改良が進んだにもかかわらず，ゴマは，積極的な品種改良の機会もなく，マイナーな作物となった。現在の農産物分類では，雑穀類に入っている。そして，世界の生産量も370万tほどで，極めて少ない。収穫作業の機械化も遅れていて，いつ姿を消してもおかしくない雑穀のひとつにもみえる。しかし，7000年も前から，おいしく，栄養があり，健康にもよい作物として大切にされ，人々の健康増進に寄与している不思議といえば不思議な作物であり，食品である。

　ゴマはアフリカからユーラシア大陸を東へ東へと伝わり，日本にたどり着いた。小さな粒に秘めたおいしさを最大限に生かしたり，最大の謎であった健康増進に関わる成分，ゴマリグナンとその作用を見出したのは日本の研究者であり，ゴマのおいしさの研究も日本であり，日本の料理人によってさらに磨かれている。

　日本人の繊細な感覚と研究への意欲によって，ゴマは勾玉のごとく磨かれ，輝きを増してきたといえる。日本人のゴマへの愛着，こだわりは一筋縄ではいかない奥深さを感じる。

ゴマはどのような料理，加工食品にも寄り添える食材，調味料，油として，一定の需要があるので，それに安住してきたようだ。

　しかし，最近の日本の科学技術の進歩に支えられて，ゴマの微粉末化や未利用だった脱脂後のセサムフラワー（ゴマ粉）も有用な食材として，新たな扉が開かれようとしている。

　また，日本独自の麹菌利用のゴマ発酵食品も市場で見かけるようになってきたし，ゴマ植物の利活用も進みつつある。

　このように，「OPEN SESAME ‼」と大声で叫べば，まだまだ，小さな小さなタネは大きな実をもたらすと信じている。21世紀を担う方々によってさらに，新たなるゴマの扉が開かれることを願っている。

　最後に，谷底でもがいていた私を研究への道へと導いてくださった元市邨学園教授（名古屋大学名誉教授）故保田幹男先生，研究生として，また，その後，今日に至るまでご指導いただいている並木満夫名古屋大学名誉教授，川岸瞬朗同大学名誉教授，大澤俊彦同大学名誉教授，内田浩二同大学教授，さらに，当時の同大学農学部食品製造第1研究室の皆様に心よりお礼を申し上げます。

　その後のゴマ研究発展に御尽力いただいている小泉幸道東京農業大学教授，共同研究者の武田珠美徳島文理大学教授，長島万弓中部大学教授，辻原命子名古屋女子大学教授，高崎禎子信州大学教授，さらに一緒に研究に取り組んだ静岡大学，名古屋女子大学，東京農業大学ゼミ生の皆さんに感謝いたします。

　　　　　　　　　　　　　　　　　　　　　　福　田　靖　子

さくいん

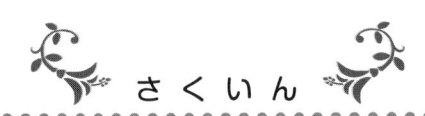

あ行

アーユルヴェーダ	8, 18, 22
油飯	14
油っぽさ	71
油の酸化度	89
油酔い	90
アフリカサバンナ植生帯	2
アミノカルボニル反応	69
アミノ酸補足効果	52
アルコール代謝	48
α-トコフェロール	45
安全性	109
医心方	27, 28
炒り加減	65, 69
炒りゴマの香気	67
炒る	64
海のシルクロード	13
LDLコレステロール	34, 47
おいしい炒りゴマ	66
オレイン酸	78
温帯型ゴマ	4, 5
温度と時間	66, 68

か行

活性酸素	31, 38, 39
体の中の防御システム	41
γ-アミノ酪酸	119
γ-トコフェロール	45, 46
金ゴマ	75
黒ゴマ	75
健康機能の研究	49
健康志向	108
健康増進機能	38
健康増進効果	52
健康増進料理	51, 52
原始的栽培	2
高コレステロール血症	47
抗酸化成分	57
抗酸化リグナン	81
抗酸化力	59, 79
抗酸化力の比較	24, 32, 85
麹菌	58, 117
高リグナンゴマ品種	61, 114
糊化	65
コク	67, 70, 71
国産ゴマ	110, 111
コソハダの味	12
ゴマ和え	51
ゴマ油の種類	82
胡麻柄小紋	15
ゴマ研究	114
ゴマ研究の歴史と展望	115
ゴマ栽培	110
ゴマサラダ油	79, 81, 102
ごまぞう	120
ゴマの——	
主な成分	33, 34
効用	25
脂質	34
食文化	19
生産量	106, 107
炭水化物	35
たんぱく質	35, 117
知名度	17
伝播経路	4
発祥地	4
ビタミン	36
必須アミノ酸	35
評価	49
道	8
ミネラル	36
輸入量	108, 109
ゴマペースト	60, 73
ゴマリグナン	40, 56
ゴマリグナンの健康機能	114

さ行

さし油	86
酸化安定性	94
脂質過酸化抑制作用	45
脂肪酸	95
種皮の色	74
精進料理	14
常備植物油	94
食育	122
食育教材	123
食中毒	122
食品の3つの機能	30, 31
食用油	78
食用油の酸化度	80
食感	70
シルクロードの3つの幹線	9
白ゴマ	75
神農本草経	25, 27
人類最古の農耕文化	2
すり加減	71
すりゴマの不均一性	72
生活習慣病	31, 39
世界のゴマ表記	20
セサミ	21
sesame	21
セサミオイル	5
セサミノール	43, 56, 90
セサミン	43, 56
セサムフラワー	58, 115, 117
セサモール	57, 87
セサモリン	43, 57, 87

た行

体内の酸化	96
タヒーナ	16, 21
tahina	21
中医学	24
調理法	64
テーブルオイル	91
伝統医学	8, 22
天ぷら油	92, 98, 101

な行

ナタネ油	93
2種混合油	99
熱酸化	86
熱帯型ゴマ	3, 4

は行

焙焼香気	67
焙煎香	19
焙煎ゴマ油	19, 79, 81, 103
発芽ゴマ	59
ハルバ	16, 18
ビタミンE	83
微粉化ペーストゴマ	116
ピラジン	67
ピロール	67
フェノール型リグナン	32
不飽和アルデヒド	91
フラン	67
平均年間消費量	108
β-グルコシダーゼ	58
焙烙	66

ま・や行

胸やけ	90
薬膳料理	13
薬草	23
輸入ゴマ	106
油量作物	3
油量種子	33
用途の拡大	116

ら行

落花生油	93
リグナン	38, 40
リグナン化合物	31
lignan	40
リグニン	40
リノール酸	78
老化防止	27, 44
ロースト	64

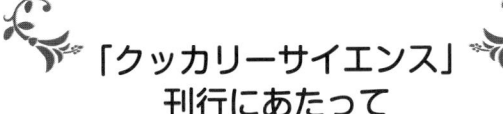

「クッカリーサイエンス」刊行にあたって

　私たちは毎日，調理をした食べ物を食べているにもかかわらず，「調理科学」という学問分野が世に生まれたのは，第2次世界大戦後のことである。1949（昭和24）年に大学で"調理学"あるいは"調理科学"の授業が行われ始めた。1960（昭和35）年には「調理科学懇談会」として，1967（昭和42）年には「調理科学研究会」が学会の体制を整え，さらに1984（昭和59）年に「日本調理科学会」と名称を改め，調理に関する科学的研究の推進を目的とした学会が発足した。「調理科学」という，これまでになかった新しい学問分野は，よちよち歩きから大きく成長し，学会発足から40周年を迎えた。

　人はだれでも食べ物を食べて栄養素をとり入れ，生命を維持しているが，食べ物はそれだけにとどまるものではない。たとえば，生活の楽しみとなり，会話をはずませて共に食べる人との連帯感を強め，食の文化を継承させていくなど，さまざまな役割を果たしているのである。

　調理科学がとり扱う分野はこのような食生活にかかわりのある，献立をたて，食品材料を集め，調理操作を加え，食卓にのせるまでのきわめて幅広い領域を研究対象としている。この間の調理過程における化学的，物理的，組織学的変化をとらえること，味，香りやテクスチャーの評価，食文化までもが含まれ

ている。日本調理科学会の会員は，それぞれの分野で独自の研究を深め，幅広い分野で生活に密着した興味深い研究を行っている。その成果を社会に発信することは，学会の社会的貢献としての重要な役割であると考えている。

　創立40周年を契機として，日本調理科学会員の研究成果のそれぞれを1冊ずつにまとめ，高校生，大学生，一般の方々に，わかりやすく情報提供することを目的として，このシリーズを企画した。生活と密接に関連のある調理科学がこんなにおもしろいものであることを知っていただき，この分野の研究がいっそう盛んになり，発展につながることを願っている。

2009（平成21）年

日本調理科学会刊行委員会
委員長　畑江敬子
江原絢子
大越ひろ
下村道子
高橋節子
的場輝佳

著 者
福田 靖子（ふくだ・やすこ）

- 1938年生まれ
- 1962年お茶の水女子大学家政学部食物学科卒業
  1968年大阪市立大学家政学研究科食物栄養学専攻修了
- 市邨学園短期大学部教授，静岡大学教育学部教授，名古屋女子大学家政学部特任教授，東京農業大学客員教授を歴任
- 農学博士（名古屋大学）
- 日本ゴマ科学会会長

クッカリーサイエンス006
科学でひらく ゴマの世界

2013年（平成25年）2月20日　初版発行

監　修	日本調理科学会
著　者	福　田　靖　子
発行者	筑　紫　恒　男
発行所	株式会社 建帛社 KENPAKUSHA

112-0011　東京都文京区千石4丁目2番15号
TEL（03）3944-2611
FAX（03）3946-4377
http://www.kenpakusha.co.jp/

ISBN 978-4-7679-6169-9　C3077　　　　亜細亜印刷／田部井手帳
©福田靖子，2013.　　　　　　　　　　　Printed in Japan.
（定価はカバーに表示してあります）

本書の複製権・翻訳権・上映権・公衆送信権等は株式会社建帛社が保有します。
JCOPY〈(社)出版者著作権管理機構　委託出版物〉
本書の無断複写は著作権法上での例外を除き禁じられています。複写される場合は，そのつど事前に，(社)出版者著作権管理機構（TEL03-3513-6969，FAX03-3513-6979，e-mail：info@jcopy.or.jp）の許諾を得て下さい。

日本調理科学会 監修
クッカリーサイエンスシリーズ 既刊

001 加熱上手はお料理上手
—なぜ？に答える科学の目—

横浜国立大学名誉教授　渋川祥子 著

168頁・口絵カラー2頁
定価1,890円（本体1,800円）

加熱の仕方でおいしさがどう変わるか，栄養成分を逃さないエコな料理方法とは？　加熱調理のポイントや最新の加熱器具も紹介した。

002 だしの秘密
—みえてきた日本人の嗜好の原点—

前お茶の水女子大学教授　河野一世 著

184頁・口絵カラー2頁
定価1,890円（本体1,800円）

日本のだしの代表，かつお節と昆布だしを中心として香り・味の歴史を繙くと共に，世界のだし文化との比較，嗜好の不思議に挑んだ。

003 野菜をミクロの眼で見る

広島大学名誉教授　田村咲江 著

160頁・口絵カラー2頁
定価1,680円（本体1,600円）

野菜のミクロの世界をのぞくと，躍動する生命の営みがうかがえる。野菜の組織・構造のほか，煮るとやわらかくなる理由や冷凍するとどう変化するかなどを，多数の貴重な顕微鏡写真で解説した。

004 お米とごはんの科学

静岡県立大学名誉教授　貝沼やす子 著

160頁・口絵カラー2頁
定価1,680円（本体1,600円）

日本人の主食「お米」をよりおいしく食べるには？　ごはんを炊くコツ，味や色の変化をつけた楽しみ方，ごはん以外の新しい食べ方など，お米とごはんの魅力を科学的に紹介した。

005 和菓子の魅力 —素材特性とおいしさ—

共立女子大学名誉教授　高橋節子 著

160頁・口絵カラー6頁
定価1,890円（本体1,800円）

歴史を辿り，季節・行事と和菓子を概説。素材特性を生かしておいしく味わうコツ，練りきり・ぎゅうひなどのつくり方を写真で紹介。家庭でできる和菓子レシピ，洋菓子とのフュージョン，色彩豊かで美しい和菓子の口絵が楽しい。